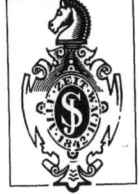

A. Schmitz

Klinische Schilddrüsen- sonographie

Unter besonderer Berücksichtigung
der Histologie und Szintigraphie

Mit einem Beitrag von W. Wessel

Mit 66 Abbildungen

Springer-Verlag Berlin Heidelberg New York
London Paris Tokyo Hong Kong

Dr. med. Andreas Schmitz
Grabenstr. 22
5180 Eschweiler

ISBN-13:978-3-540-51483-1   e-ISBN-13:978-3-642-74965-0
DOI:10.1007/978-3-642-74965-0

CIP-Titelaufnahme der Deutschen Bibliothek
Schmitz, Andreas:
Klinische Schilddrüsensonographie : unter besonderer Berücksichtigung der Histologie
und Szintigraphie / A. Schmitz. Mit e. Beitr. von W. Wessel. – Berlin ; Heidelberg ; New
York ; London ; Paris ; Tokyo ; Hong Kong : Springer, 1990
    ISBN-13:978-3-540-51483-1

Die Wiedergabe von Gebrauchsnamen, Handelsnamen, Warenbezeichnungen usw. in
diesem Werk berechtigt auch ohne besondere Kennzeichnung nicht zu der Annahme, daß
solche Namen im Sinne der Warenzeichen- und Markenschutz-Gesetzgebung als frei zu
betrachten wären und daher von jedermann benutzt werden dürften.

Produkthaftung: Für Angaben über Dosierungsanweisungen und Applikationsformen
kann vom Verlag keine Gewähr übernommen werden. Derartige Angaben müssen vom
jeweiligen Anwender im Einzelfall anhand anderer Literaturstellen auf ihre Richtigkeit
überprüft werden.

Gesamtherstellung: Konrad Triltsch, Graphischer Betrieb, Würzburg
2121/3130-543210 – Gedruckt auf säurefreiem Papier

Vorwort

In den letzten Jahren sind gute Bücher über die Schilddrüsensonographie erschienen, so daß sich die Frage stellt, was einen
Autor veranlaßt, die Mühe einer Neupublikation auf sich zu
nehmen.

Die Gründe sind vielfacher Genese. Wir verfügen nun über
mehrjährige Verlaufsserien benigner Schilddrüsenerkrankungen mit hochauflösenden Real-time-Geräten. Verlaufsbeob-
achtungen, so z. B. an der Thyreoiditis Hashimoto, machen
eine Revision der sonomorphologischen Beschreibung einzelner Erkrankungen erforderlich. Die Einführung des TRAK-
Tests eröffnete neue Perspektiven in der Differenzierung zwischen der diffusen Autonomie und der Immunhyperthyreose
vom Typ Basedow. Die neuen histologischen Methoden der
Densitometrie und Morphometrie erlauben eine genauere
Interpretation der Nuklidanreicherung in Knoten, und letzt-
endlich haben mikroangiographische Untersuchungen an Adenomen das Verständnis der degenerativen Veränderungen erheblich gefördert.

Das Buch wendet sich gleichermaßen an Studenten und
Ärzte. Es soll einerseits zu einem Basisverständnis für die Interpretation sonomorphologischer Schilddrüsenveränderungen
verhelfen, andererseits jedoch auch ein nützlicher Helfer für die
Bewältigung der klinischen Routinearbeit insbesondere bei dif-
ferentialdiagnostischen Überlegungen sein. Aus diesem Grund
wurde eine systematische Abhandlung über die szintigraphischen Erscheinungsformen der sonographisch abgrenzbaren
Schilddrüsenknoten eingefügt.

Das Buch erhebt keinen Anspruch auf Vollständigkeit. Der
Schwerpunkt der Ausführungen liegt im Bereich der Adenome.
28 000 Schilddrüsensonographien und ca. 6000 Punktionen
bzw. Histologien geben zwar eine gute Übersicht über das
Spektrum der Erkrankungen, aber trotz dieses umfangreichen
Krankenguts habe ich bisher keine Riedel-Struma selbst unter-
sucht. Besonders danken möchte ich meinen Lehrmeistern
Herrn Prof. Lenz aus Eschweiler und Herrn Prof. Wessel aus

Siegburg sowie meinen Arbeitskollegen und meiner Frau. Ohne deren große Unterstützung wäre das Buch nicht zustande gekommen.

Aachen 1989   Andreas Schmitz

Inhaltsverzeichnis

1   Apparative Ausrüstung und Untersuchungstechnik   1

2   Zum Echoverhalten von Schilddrüsengewebe   3

3   Normalbefund   5

4   Blande Struma   6

5   Sonomorphologie der umschriebenen Knoten   8
5.1   Zum Begriff des Adenoms   8
5.2   Der echoarme Randsaum   8
5.3   Mikrofollikuläre Adenome   11
5.4   Normofollikuläre Adenome   14
5.5   Makrofollikuläre Adenome   16
5.6   Seltene Schilddrüsenadenome   19

6   Sonomorphologie der regressiven Veränderungen . .   21
6.1   Zystisch-regressive Veränderungen von Adenomen .   21
6.2   Einblutungen   25
6.3   Fibrosen   27
6.4   Verkalkungen   30

7   Sonopathologie und Szintigramm   32
7.1   Szintigraphische Erscheinungsform von Adenomen
      und Ursachen der adenomtypischen Nuklid-
      anreicherung   32
7.2   Knoten mit verminderter Aktivitätsanreicherung . .   34
7.3   Knoten mit indifferenter Aktivitätsanreicherung . .   36
7.4   Knoten mit vermehrter Aktivitätsanreicherung   37

8   Sonomorphologie der disseminierten und der
    kleinherdigen multifokalen Autonomie   40

9   Entzündungen   43
9.1   Nichtimmunogene Entzündungen der Schilddrüse .   43

9.1.1 Die (subakute nicht eitrige) Thyreoiditis de
      Quervain 43
9.1.2 Bakterielle Entzündungen 45
9.2   Immunogene Entzündungen der Schilddrüse 46
9.2.1 Immunhyperthyreose vom Typ Basedow 46
9.2.2 Thyreoiditis Hashimoto 50
9.3   Nichtklassifizierbare Entzündungen der Schilddrüse 57
9.3.1 Riedel Struma 57

10   Maligne Erkrankungen der Schilddrüse 59
10.1 Allgemeine Malignitätskriterien 59
10.2 Sonomorphologie der Schilddrüsenkarzinome 60
10.3 Schilddrüsenmetastasen 65
10.4 Lymphome 66

11   Technik und Indikation der Punktion 68

12   Zytologische Diagnostik (W. Wessel) 70

Literatur 74

Sachverzeichnis 75

1 Apparative Ausrüstung und Untersuchungstechnik

Für die sonographische Untersuchung der Schilddrüse sollte ein Real-time-Gerät mit hoher Kontrast- und Ortsauflösung benutzt werden. Gute Ergebnisse erbringen Geräte mit über 30 Grauwertstufen. Bei dem von uns benutzten Real-time-Linearscanner EUB 25 der Firma Hitachi kann die Geräteeinstellung unabhängig vom Patienten belassen werden. Dieses Vorgehen ermöglicht eine große Konstanz des Bildmaterials bei vergleichenden Untersuchungen, ist jedoch nicht bei jedem Gerät realisierbar. Die Sonogramme werden im Zoom-Mode angefertigt und auf Röntgenfilm, Polaroid- oder Video-Sofortbildern dokumentiert. Für wissenschaftliche Untersuchungen ist die Röntgenfilmdokumentation am besten geeignet. Linearscanner sind in der Regel Sektorscannern deutlich überlegen.

Da die Sonographie im Nahfeld erfolgt, sind 5- bzw. 7,5-MHz-Schallköpfe zu verwenden. Je nach Gerätetyp wird eine Vorlaufstrecke zwischen Schallkopf und Patient appliziert. Die gebogenen Linearköpfe, die in den letzten Jahren auf den Markt gekommen sind, erwiesen sich als weniger günstig für die Schilddrüsensonographie.

Die Untersuchung wird am liegenden Patienten durchgeführt. Die Schilddrüsenlappen werden zunächst im Querschnitt von kranial nach kaudal systematisch inspiziert (Abb. 1). Dann sonographiert man die Lappen im Längsschnitt von lateral nach medial (Abb. 2). Pathologische Befunde werden in beiden Schnittrichtungen dokumentiert und vermessen.

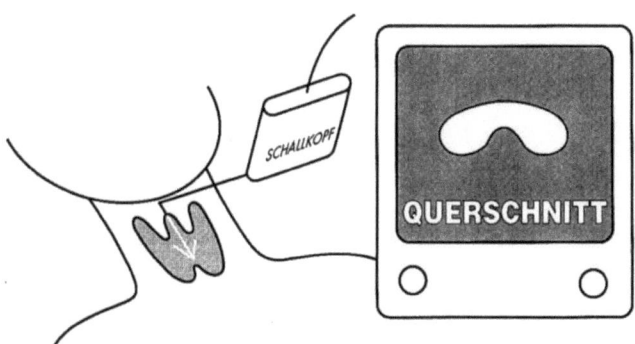

Abb. 1. Schallkopfführung zur Erstellung eines Querschnittsonogramms

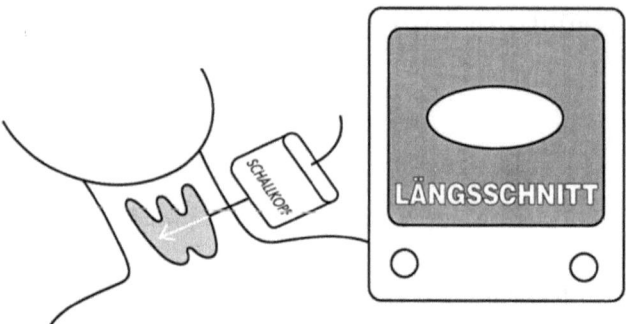

Abb. 2. Schallkopfführung zur Erstellung eines Längsschnittsonogramms

2 Zum Echoverhalten von Schilddrüsengewebe

Die allgemeinen Grundlagen der Sonographie wurden in zahlreichen Büchern besprochen und sollen hier nicht noch einmal wiederholt werden. Anliegen dieses Kapitels ist es, das besondere Reflexverhalten des Schilddrüsengewebes zu beschreiben.

Das sonographische Bild von Geweben ist ein Abbild der reflektierten Schallwellen. Stark reflektierende Gewebe werden elektronisch in den weißlichen Teil der Monitor-Grauskala umgesetzt, schwach reflektierende Gewebe erscheinen schwärzlich. Das Maß der reflektierten Schallwellen hängt fast ausschließlich von der Anzahl, der Anordnung und dem Charakter der Grenzflächen in einem Gewebe ab.

Das Schilddrüsengewebe ist aus Follikeln aufgebaut. Die maßgeblichen Echobildner dieses Gewebes sind die Follikelwände. Ihre Ausbildung und Anordnung entscheiden über den Grauwert des auf dem Bilschirm dargestellten Gewebes.

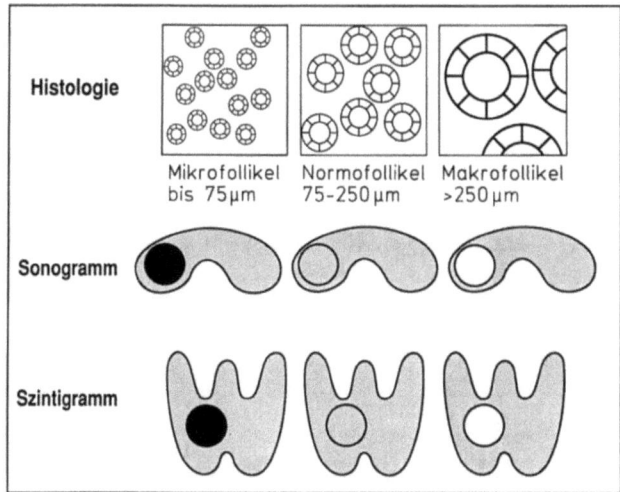

Abb. 3. Abhängigkeit des Reflexmusters vom Adenomtyp bzw. der Follikelgröße. Die Anzahl der reflektierten Schallwellen steigt mit der Größe der Follikel. Die Reflexdifferenz zwischen den Normo- und Makrofollikeln ist nur mäßig ausgeprägt. Zum Vergleich die Nuklidanreicherung in den entsprechenden Adenomen bei normaler inkretorischer Aktivität der Thyreozyten.
Mikrofollikuläres Adenom – echoarm – warm
Normofollikuläres Adenom – echonormal – indifferent
Makrofollikuläres Adenom – reflexreich – kalt

Die Follikelgrößen werden in 3 Kategorien unterteilt. Man unterscheidet zwischen Mikrofollikeln, Normofollikeln und Makrofollikeln. Die Normofollikel (75–250 µm) entsprechen dem Standard in der gesunden Schilddrüse und stellen somit normal refektierendes Gewebe dar. Treten sie in umschriebenen Knoten auf, lassen sich diese Knoten nur bei gleichzeitiger Ausbildung eines echoarmen Randsaums vom umgebenden Gewebe abgrenzen. Die Mikrofollikel haben weniger Grenzflächen als die Normofollikel und reflektieren dementsprechend geringer, während die Makrofollikel wegen ihrer kräftig ausgeprägten Follikelwände mäßig verstärkt reflektieren. Abbildung 3 veranschaulicht diesen Sachverhalt.

Das durch die Follikelgröße bedingte echographische Grundmuster kann natürlich durch regressive Parenchymveränderungen gestört werden. Parenchymsklerosen und Verkalkungen sind z. B. häufig starke Echobildner, während mikrofollikuläre Regenerate die Zahl der reflektierten Schallwellen mindern.

Für die nicht follikelbildenden tumorösen und die degenerativen Veränderungen des Schilddrüsenparenchyms gelten die gleichen Gesetzmäßigkeiten. Sie werden in den entsprechenden Kapiteln abgehandelt.

3 Normalbefund

Abbildung 4 zeigt einen Normalbefund. Das Schilddrüsenparenchym ist im Vergleich zu den abdominellen parenchymatösen Organen ein starker Reflexbildner und hebt sich deutlich von der Halsmuskulatur ab. Die Parenchymstruktur ist homogen. Die Tiefenausdehnung der Lappen sollte 2 cm, die des Isthmus 0,5 cm nicht überschreiten. Die Längsausdehnung der Lappen liegt zwischen 3 und 4,5 cm. Der Isthmus wölbt sich harmonisch nach ventral vor und setzt sich deutlich von den Lappen ab. Die A. carotis interna und die V. jugularis verlaufen an den laterodorsalen Flankenabschnitten der Schilddrüsenlappen.

Die Sonographie ist sicherlich die genaueste Methode zur Größenbeurteilung der kleinen Struma. Man kann das Schilddrüsenvolumen entweder in Anlehnung an ein Ellipsoid oder in Anlehnung an ein Scheibenmodell berechnen. Beide Methoden haben in die klinische Praxis keinen Einzug gehalten und es wird daher auf eine Darstellung der Formeln verzichtet. Ab einer Struma Grad II sollte eine Kombination von Sonographie und Szintigraphie erfolgen, da erst durch den gezielten Einsatz beider Methoden eine praxisbezogene Größenabschätzung des Organs erfolgen kann. Auch das Maßband hat seinen Wert bei größeren Strumen nicht verloren.

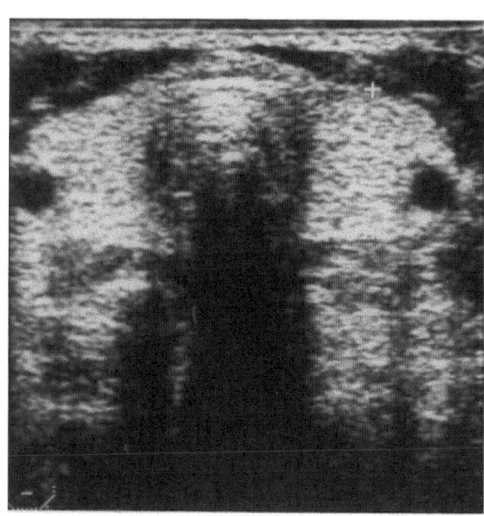 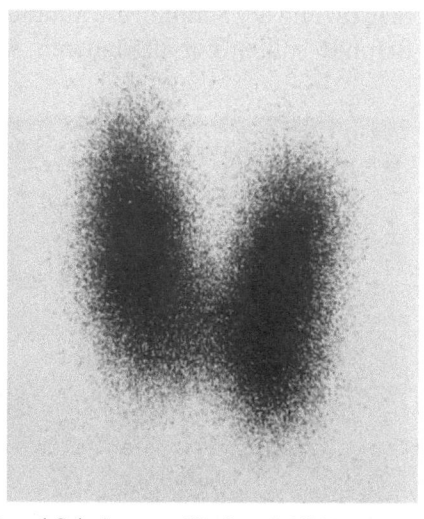

a
b

Abb. 4 a, b. Normales Sonogramm (a, Querschnitt) und Szintigramm (b) einer Schilddrüse

4 Blande Struma

Der Begriff blande diffuse Struma beschreibt eine einfache euthyreote Vergrößerung der Schilddrüse ohne entzündliche oder knotige Veränderungen.
Das Volumen eines normal großen Schilddrüsenlappens überschreitet nach
Auffassung der WHO die Größe eines Daumenendglieds nicht. Die deutschen Arbeitsgruppen neigen jedoch aufgrund des landesweiten Jodmangels
zu einer etwas großzügigeren Auslegung des Normalvolumens, da das von
der WHO geforderte Normalvolumen hierzulande insbesondere in Struma-
endemiegebieten eher die Ausnahme bildet. Nach unserer Auffassung sollte
die Tiefen- bzw. die Längsausdehnung der Lappen 2 bzw. 4,5 cm nicht überschreiten.

Die blande Struma weist in der Regel eine Lappenasymmetrie auf. Regressive Veränderungen in Form kleiner Nekrosen und einer verstärkten
Parenchymlobulierung sind häufig. Abbildung 5 zeigt eine diffuse Struma
zweiten Grades.

Die Unterscheidung zwischen einer kolloidreichen (Struma diffusa colloi-
des) und einer kolloidarmen Struma (Struma diffusa parenchymatosa) ist
sonographisch nicht möglich.

Bisweilen finden sich harmonisch vergrößerte Schilddrüsen, bei denen
sich der Isthmus nicht muldenförmig von den Lappen absetzt. Die ventrale
Begrenzung der Schilddrüse nimmt dann die Form einer Halbkugel an. Diese
Befunde sollten zur besonderen Aufmerksamkeit Anlaß geben, da eigene

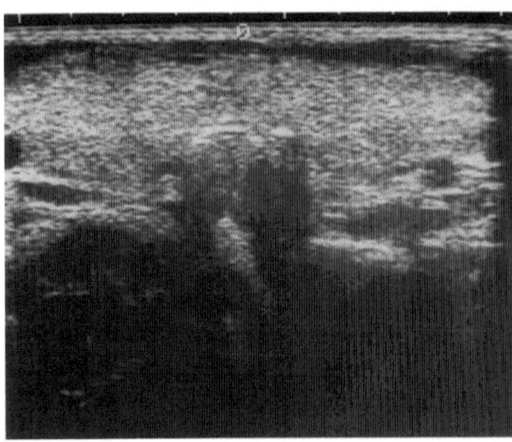

Abb. 5. Struma diffusa Grad II

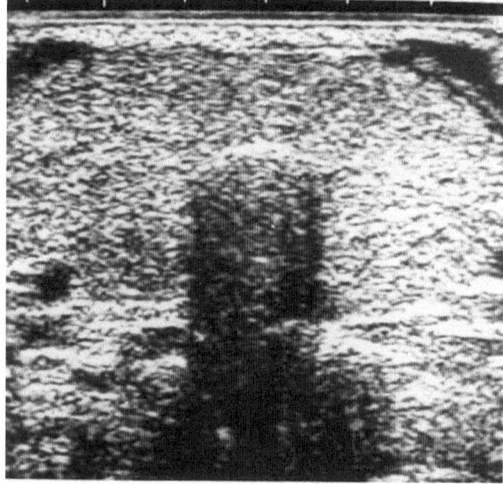

Abb. 6. Harmonisch vergrößerte
Schilddrüse mit abgeflachten Lap-
pentälern. Diese Befunde bedürfen
einer besonderen Beobachtung, da
hier ein antikörperstimuliertes
Wachstum zu vermuten ist. Bei diesem Patienten kam es nach 4jähriger
Beobachtungszeit zum Ausbruch eines M. Basedow

Beobachtungen vermuten lassen, daß bei derartigen morphologischen Veränderungen ein antikörperstimuliertes Wachstum vorliegt. Mehrfach haben wir
insbesondere bei jüngeren Patienten beobachtet, daß solche Strumen trotz
Substitution ein Wachstum aufwiesen, und bei einigen Patienten kam es nach
längerem Beobachtungszeitraum zum Ausbruch eines M. Basedow (Abb. 6).
Im übrigen stellt die halbkugelförmige Konturierung der ventralen Schild-
drüsenfazies den Standardbefund bei M. Basedow und der Thyreoiditis
Hashimoto dar, während er bei der diffusen Autonomie nie beobachtet wird.

5 Sonomorphologie der umschriebenen Knoten

5.1 Zum Begriff des Adenoms

Da der Adenombegriff in der Schilddrüsenliteratur nicht einheitlich verwandt wird, bedarf er einer eigenen Erläuterung. Adenome sind definitionsgemäß monoklonale epitheliale Neubildungen. Als solche werden von einem Teil der Autoren nur die außerordentlich seltenen monoklonalen, häufig aber polyklonalen mikrofollikulären, tubulären, trabekulären, großzelligen eosinophilen und papillären Neoplasien anerkannt. Es ist jedoch sowohl aufgrund klinisch-praktischer Bedürfnisse als auch aufgrund klinisch-pathologischer Überlegungen sinnvoll, den Adenombegriff zu erweitern und auch die nicht monoklonalen o. a. Neoplasien sowie die normo- und makrofollikulär strukturierten Knoten, die von einem echoarmen, dem peripheren Gefäßsinus entsprechenden Randsaum umgeben sind, als Adenome einzustufen. Die adenomtypische und knoteneigene Gefäßversorgung, die fakultative Autonomie, die autonome Gewebsproliferation und die Tatsache, daß diese Knoten bei Immunentzündungen der Schilddrüse nicht beteiligt sind, weisen auf eine klinisch-biologische Adenomdynamik hin. In diesem Buch werden daher alle Knoten, die von einem echoarmen Randsaum umgeben sind, als Adenome bezeichnet. Dieses Vorgehen hat sich seit Jahren auch in der Nuklearmedizin bewährt und entspricht allein klinischen Bedürfnissen. Es ist jedoch darauf hinzuweisen, daß nur die aus Mikrofollikeln entstehenden Adenome ein erhöhtes Entartungsrisiko aufweisen.

Adenome der o. a. Definition bestehen fast ausnahmslos aus gemischten Follikeln. Es ist zwar histologisch immer eine Dominanz eines Follikeltyps zu erkennen, aber Adenome mit einem einheitlichen Follikeltyp sind sehr selten. Häufig lassen sich die verschiedenen Follikelpopulationen als Knotenareale mit unterschiedlichem Reflexmuster abgrenzen.

5.2 Der echoarme Randsaum

Zahlreiche Knoten in der Schilddrüse sind von einem echoarmen Randsaum umgeben. Es hat viele Spekulationen über das morphologische Substrat dieses echoarmen Randsaums gegeben, und er wurde oft mit dem in der mam-

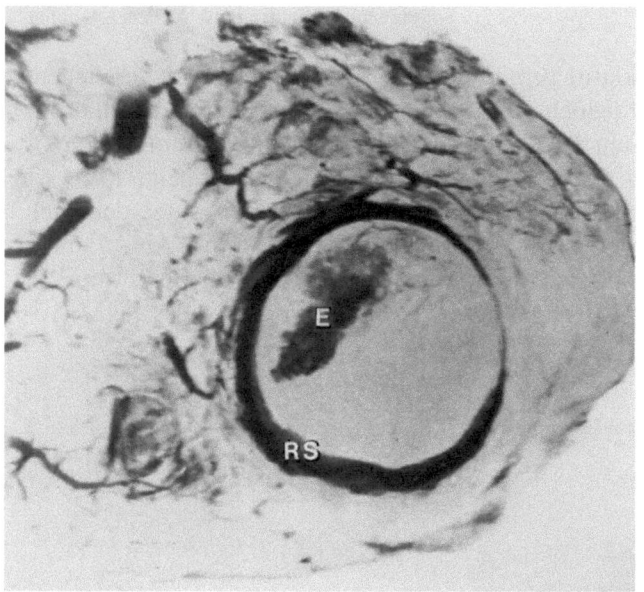

7

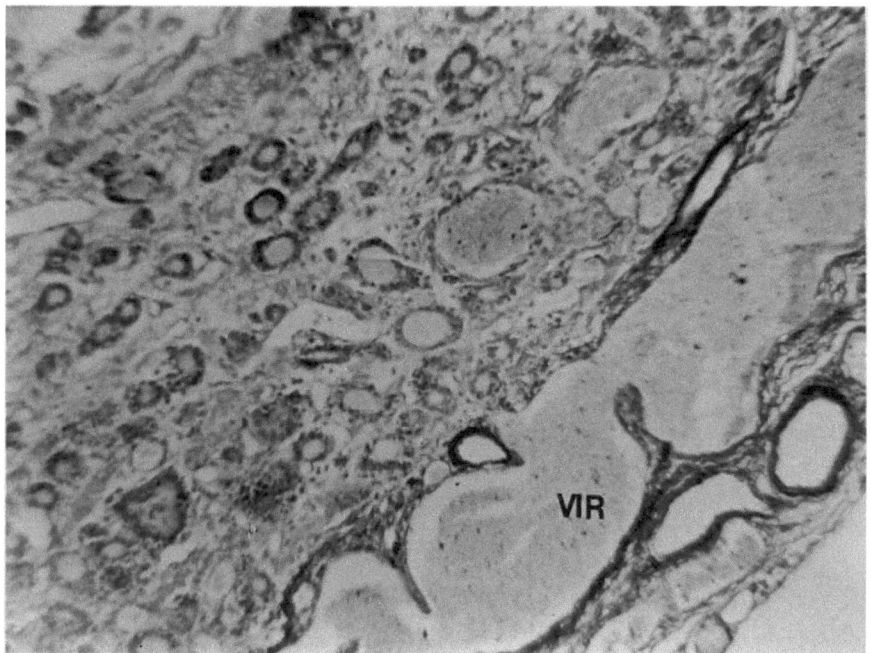

8

Abb. 7. Mikroangiogramm eines mikrofollikulären Adenoms mit ausgeprägter venöser Rand-
sinusbildung (*RS*), Kapillarektasien und Einblutungen (*E*). Der venöse Randsinus entspricht
dem echoarmen Randsaum. Lange wurde dieses morphologische Substrat verkannt, da der
Sinus im histologischen Präparat kollabiert und nicht zur Darstellung kommt. (Präparat von
Dr. Assenmacher)

Abb. 8. Ausschnittvergrößerung eines venösen Randsinus nach Mikropaque-Latex-Tusche-In-
jektion von einem makrofollikulären Adenom. 160:1. (Präparat von Dr. Assenmacher)

mographischen Nomenklatur geprägten Begriff des „halo sign" verglichen.
Das „halo sign" kommt jedoch durch einen Fettsaum zustande und hat mit
dem echoarmen Randsaum der Schilddrüsenknoten keine pathomorphologi-
schen Gemeinsamkeiten. Nach neueren Untersuchungen (Scheidt 1981) ist
der echoarme Randsaum durch einen venösen Gefäßsinus bedingt, der einen
Durchmesser bis zu mehreren Millimetern annehmen kann. Die Abb. 7 und 8
zeigen zwei histologisch aufgearbeitete Adenome mit breitem Gefäßsinus. In
die Gefäße wurde vor Anfertigung der Schnitte ein Latex-Tusche-Micro-

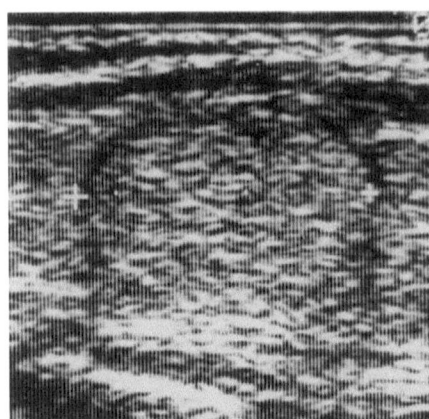

Abb. 9 a, b. Vergrößerungsaufnahme eines
Gefäßsinus im Sonogramm (a). Entsprechender Randsinus (S) im histologischen Präparat (b)

a

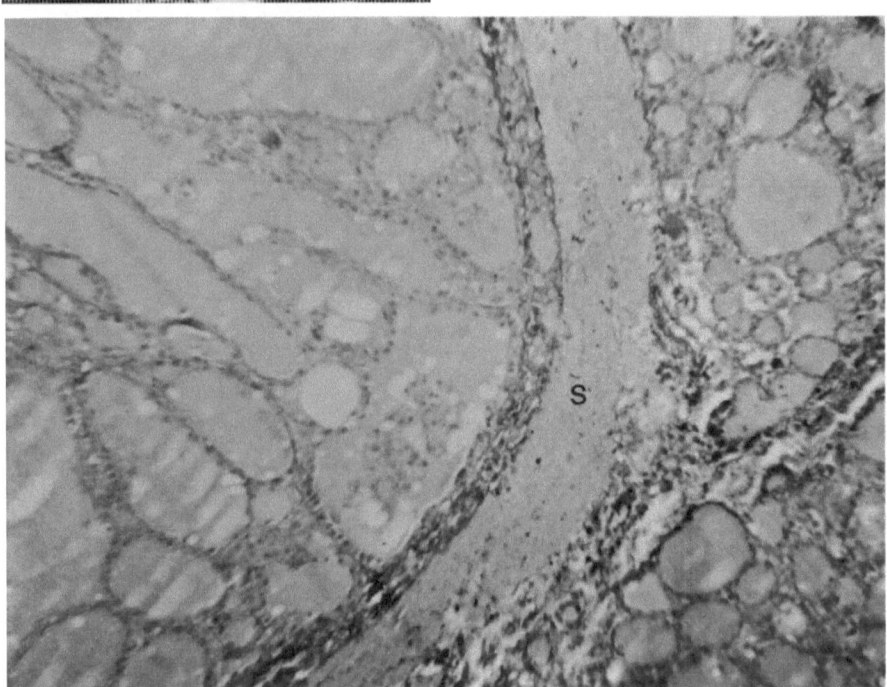

b

paque-Gemisch injiziert. In Abb. 9 a und b sind Ausschnittsvergrößerungen eines Gefäßsinus im Sonogramm und histologischen Präparat gegenübergestellt. Die bisweilen breiten Kaliberschwankungen des Randsaums korrelieren gut mit den histologisch zu beobachtenden Gefäßektasien.

Häufig wurde auch ein Ödem für die Genese des echoarmen Randsaums verantwortlich gemacht. Diese Annahme muß jedoch verworfen werden, da der Randsaum immer scharf begrenzt ist und Ödeme sich sonomorphologisch nur indirekt an der schlechten Abgrenzbarkeit von Organstrukturen vermuten lassen. Darüber hinaus konnten auch keine entsprechenden histomorphologischen Veränderungen eines so umschriebenen Ödems an den bisher sonographisch vergleichend untersuchten Knoten festgestellt werden.

5.3 Mikrofollikuläre Adenome

Mikrofollikuläre Adenome sind relativ häufige epitheliale Neubildungen des Schilddrüsenparenchyms. Sie sind aus Follikeln mit einem Durchmesser von bis zu 75 µm aufgebaut und bezogen auf ein gleiches Knotenvolumen im Vergleich zu makrofollikulären Adenomen zellreich. Dennoch erscheinen sie sonographisch echoarm (Abb. 10–12), da die kleinen Follikel nur gering ausgeprägte Grenzflächen aufweisen.

Mikrofollikuläre Adenome sind stark vaskularisiert. Die starke Vaskularisation führt in den subkapsulären Anteilen dieser Adenome oft zu einem breiten venösen Randsinus, der sich sonographisch vor allem bei einer fortgeschrittenen Sklerose der Adenome als echoarmer Randsaum abgrenzen läßt (Abb. 13). Im Gegensatz zu normofollikulären Adenomen ist der venöse Randsinus jedoch bei einem Teil der mikrofollikulären Adenome nicht nachweisbar, da keine genügende Grenzflächendiskriminierung zu den Mikrofollikeln besteht.

Die starke Vaskularisation und die Neigung zur Ausbildung von fragilen Riesenkapillaren machen die ausgeprägte Blutungstendenz der mikrofollikulären Adenome verständlich und erklären auch den Blutreichtum der Punktate.

Mikrofollikuläre Adenome zeigen als Folge ihrer ausgeprägten Blutungstendenz auch überdurchschnittlich häufig Sklerosen, die zu einer zunehmenden Reflexion der Schallwellen führen. In der Praxis findet man kaum mikrofollikuläre Adenome in Reinform. Die Sklerosen können derartige Ausmaße annehmen, daß die Unterscheidung von den reflexreichen normo- und makrofollikulären Adenomen nicht mehr möglich ist (Abb. 14).

Die Abgrenzung der mikrofollikulären Adenome gegenüber tubulären und trabekulären Adenomen sowie kleinen Karzinomen kann schwierig sein. Sonographisch erscheinen sowohl die tubulären und trabekulären Adenome

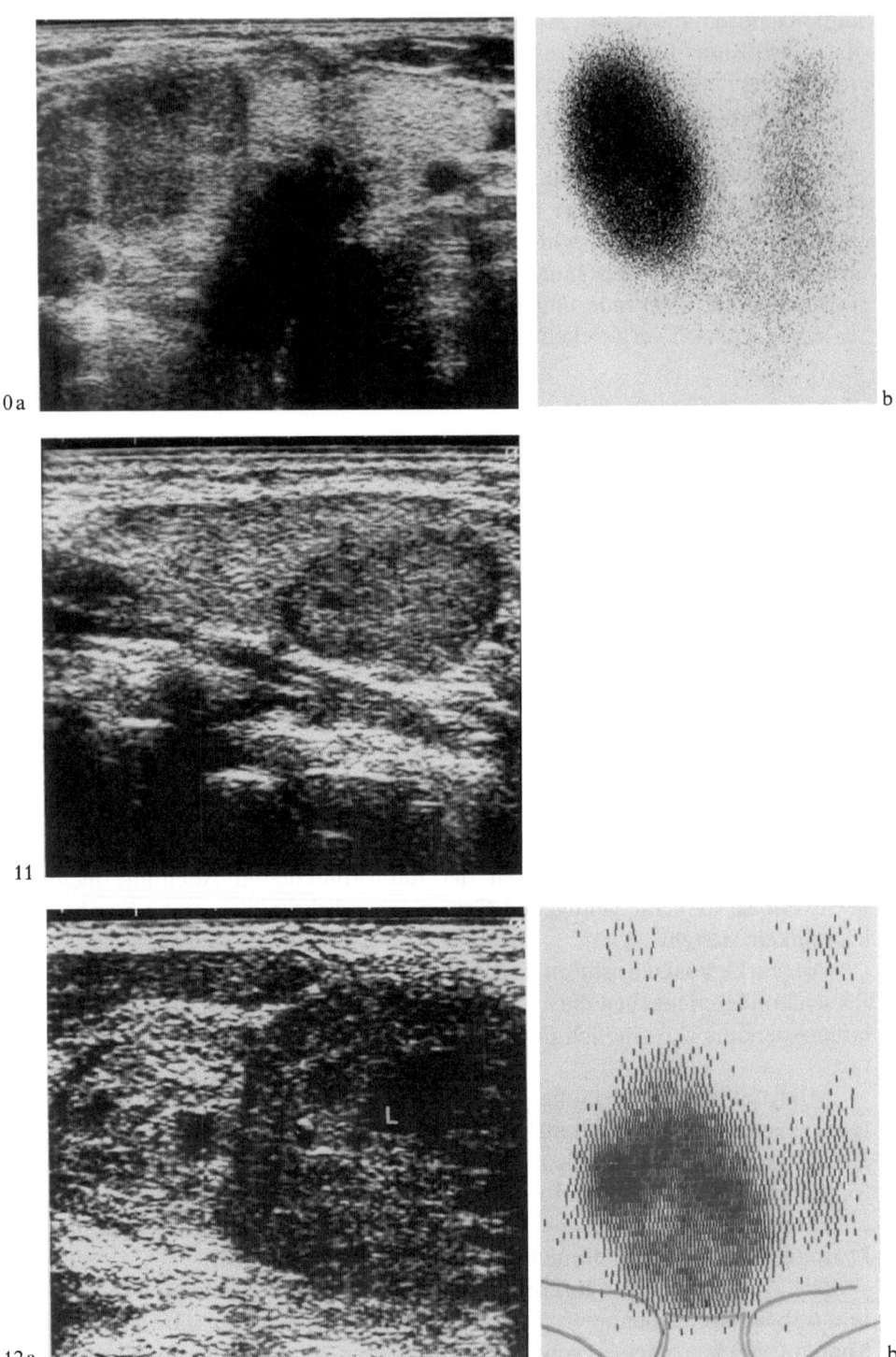

10a   b

11

12a   b

als auch die Karzinome in der Regel echoarm. Szintigraphisch können die mikrofollikulären Adenome jede Speicherform annehmen. Insbesondere bei einer reduzierten Nuklidanreicherung auf dem Boden einer verminderten inkretorischen Einzelzellaktivität der Thyreozyten muß das vermutete mikrofollikuläre Adenom durch eine ergänzende Punktionszytologie weiter abgeklärt werden. Derbe echoarme Knoten sind immer dringend malignom-verdächtig.

Neben diesen thyreozytären Veränderungen sind jedoch auch umschriebene hyaline Bindegewebsformationen von mikrofollikulären Adenomen zu unterscheiden. Bei diesen Bindegewebsformationen fehlt immer der echoarme Randsaum.

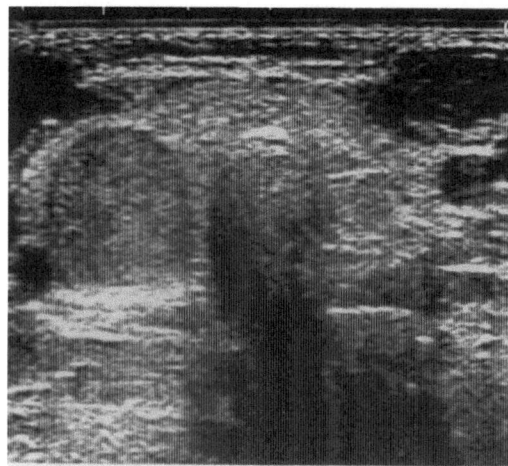

Abb. 13. Mikrofollikuläres Adenom mit fortgeschrittener Sklerose. Der Gefäßsinus des Adenoms kommt durch die Sklerose als echoarmer Randsaum gut zur Darstellung

Abb. 10 a, b. Sonogramm (a) und Szintigramm (b) eines mikrofollikulären Adenoms, das sich fast über den gesamten rechten Schilddrüsenlappen erstreckt. An den Rändern weist das Adenom vereinzelt kleine Lymphpseudozysten auf. Wegen des hohen volumenbezogenen Zellgehalts erscheint das Adenom heiß. Es ist jedoch nicht autonom, sondern weist eine normale inkretorische Einzelaktivität auf, wie ein ergänzendes Suppressionsszintigramm in Übereinstimmung mit der Histologie zeigte

Abb. 11. Längsschnitt eines partiell fibrosierten mikrofollikulären Adenoms mit kleinen Lymphpseudozysten und echoarmen Gefäßsinus

Abb. 12 a, b. Sonogramm (a) und Szintigramm (b) eines großen mikrofollikulären Adenoms mit multiplen Lymphpseudozysten (z. B. L), die durch sequesterartige Parenchymnekrosen auf dem Boden einer inadäquaten Gefäßversorgung entstanden sind. In den kranialen Randbezirken zeigt das Adenom noch eine deutliche Nuklidanreicherung, die sowohl durch die hohe adenomspezifische volumenbezogene Zellzahl als auch durch eine vermehrte inkretorische Einzelzellaktivität eines Teils der Thyreozyten in der besser ernährten Adenomperipherie bedingt ist. Die kaudalen Adenomabschnitte stellen sich aufgrund der ausgeprägten Lymphpseudozysten und weiterer degenerativer Veränderungen kalt dar

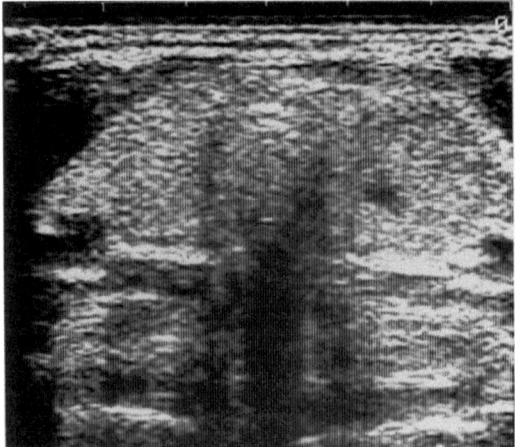

Abb. 14. Hochgradig sklerosiertes mikrofollikuläres Adenom. Das Adenom ist in dieser Form nicht mehr von einem normofollikulären Adenom zu unterscheiden. Auffällig ist der dysplastische Gefäßsinus. Der Reflexreichtum ist durch kollagene Faserbündel bedingt, die die Schallwellen im Gegensatz zu hyalinem Bindegewebe gut reflektieren

Obwohl – wie bereits oben beschrieben – mikrofollikuläre Adenome jede szintigraphische Anreicherungsform annehmen können, erscheinen sie doch in der Mehrzahl wegen ihrer hohen volumenbezogenen Zellzahl warm. Lediglich bei größeren Einblutungen werden sie fast immer szintigraphisch kalt.

Mikrofollikuläre Adenome weisen ein erhöhtes Entartungsrisiko auf und bedürfen daher einer engmaschigen klinischen Beobachtung. Sie sollten intensiv palpiert und mit großzügiger Indikation punktiert werden. Bei kleineren mikrofollikulären Adenomen kann man versuchen, das Knotenwachstum durch eine Substitutionstherapie zu stoppen. Größere Adenome (> 2,5 cm) sollten grundsätzlich exstirpiert werden.

5.4 Normofollikuläre Adenome

Reine normofollikuläre Adenome mit einem Durchmesser von über 2 cm sind verhältnismäßig selten. Der mittlere Follikeldurchmesser dieser Adenome liegt bei 75–250 μm, er unterscheidet sich also nicht von dem Follikeldurchmesser des normalen Schilddrüsengewebes. Kleinere Adenome sind in der Regel homogen strukturiert. Sie zeigen eine ausgewogene periphere und zentrale Gefäßversorgung und einen einheitlichen Funktionszustand. Sie weisen daher nur geringe regressive Veränderungen auf. Die Entsorgung der normofollikulären Adenome erfolgt wie bei den mikrofollikulären Adenomen über einen venösen peripheren Gefäßsinus.

Normofollikuläre Adenome reflektieren im Sonogramm normal (Abb. 15 und 16), da ihre Follikel als reflexbedingende Grenzflächenbildner denen des normalen Schilddrüsengewebes entsprechen. Sie unterscheiden

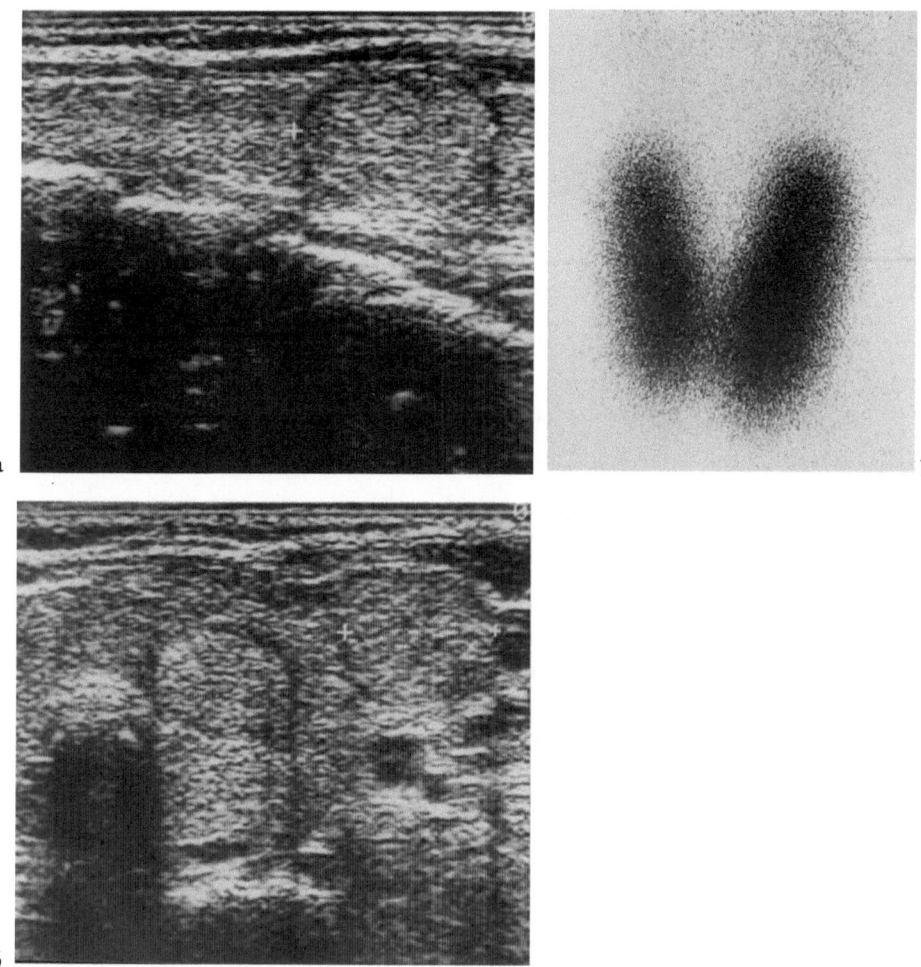

15 a

b

16

Abb. 15 a, b. Sonogramm (a) und Szintigramm (b) eines normofollikulären Adenoms. Das Adenom läßt sich nur durch den venösen Gefäßsinus abgrenzen. Im Szintigramm ist das Adenom nicht abgrenzbar, da die Thyreozyten eine normale inkretorische Aktivität aufweisen

Abb. 16. Zwei normofollikuläre Adenome im linken Schilddrüsenlappen (Querschnitt). Da normofollikuläre Adenome eine ausgewogene Gefäßversorgung aufweisen, zeigen sie auffällig geringe Degenerationsveränderungen. Szintigraphisch war eines dieser Adenome autonom, das andere wies eine normale inkretorische Aktivität der Thyreozyten auf

sich vom perinodalen Schilddrüsengewebe nur durch einen echoarmen Randsaum, der, wie an anderer Stelle bereits erörtert, dem venösen Randsinus entspricht.

Differentialdiagnostisch müssen normofollikuläre Adenome von makrofollikulären und stark sklerosierten mikrofollikulären Adenomen abgegrenzt

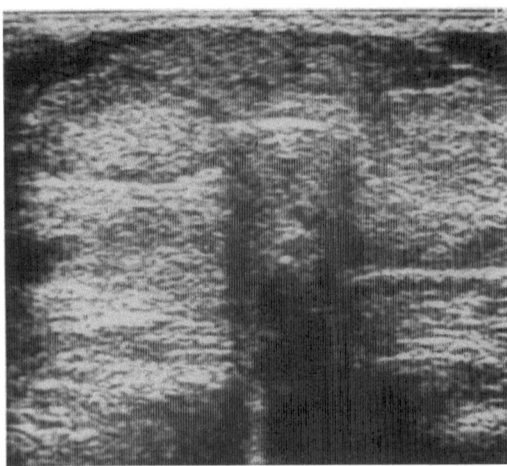

Abb. 17. Partiell fibrosiertes normofollikuläres Adenom. Das Adenom ist nicht von einem makrofollikulären Adenom zu unterscheiden

werden. Die Abgrenzung gegenüber den reflexreichen makrofollikulären
Adenomen ist oft schwierig, da die normofollikulären Adenome im Zuge
degenerativer Veränderungen schallverstärkendes Bindegewebe enthalten
können, das sie ebenfalls global reflexreich erscheinen läßt (Abb. 17). Die
klinisch wenig relevante Befunddifferenzierung ist daher oft nur durch eine
Zytologie bzw. Histologie möglich. Bei vermindert speichernden reflexreichen Knoten über 2,5 cm kann man erfahrungsgemäß jedoch davon ausge-
hen, daß ein makrofollikulär strukturiertes Adenom vorliegt.

Szintigraphisch können normofollikuläre Adenome jede Speicherform
annehmen. Häufig kommen sie im Scan jedoch nicht zur Darstellung, da sie
klein sind und unabhängig von ihrer inkretorischen Aktivität vom umgebenden Schilddrüsengewebe kaschiert werden. Größere Adenome mit normaler
inkretorischer Aktivität der Thyreozyten stellen sich szintigraphisch wegen
des vermehrten regionalen Gewebsvolumens warm dar.

Normofollikuläre Adenome sind nicht resektionspflichtig. Sie neigen
nicht zur malignen Entartung und sind bei gut abgrenzbarem Randsaum
sicher von Karzinomen zu differenzieren. Erst wenn unter einer Substitutionstherapie während halbjährlicher sonographischer Kontrollen ein schnelles Knotenwachstum zu verzeichnen ist, sollte man sich zur Resektion des
Adenoms entschließen.

5.5 Makrofollikuläre Adenome

Makrofollikuläre Adenome sind aus Follikeln mit einer Größe von mehr als
250 μm aufgebaut. Die großen Follikel bilden kräftige und dicht beieinander
liegende Grenzflächen, die die Schallwellen gut reflektieren. Makrofolliku-

läre Adenome erscheinen daher sonographisch im Vergleich zu mikro- und normofollikulären Adenomen mäßig reflexreich (Abb. 18 und 19). Sie können beträchtliche Ausmaße annehmen und neigen dann zunehmend zu Kolloidpseudozysten (Abb. 20).

Makrofollikuläre Adenome sind von einem echoarmen Randsaum umgeben, der dem venösen Randsinus entspricht (Abb. 21). Häufig weist dieser Randsinus Kaliberschwankungen im Rahmen von Gefäßektasien bzw. nodalen Gefäßkompressionen auf und ist dann teils breit, teils gar nicht mehr nachweisbar.

Differentialdiagnostisch sind kleinere makrofollikuläre Adenome oft nur schwierig oder überhaupt nicht sonomorphologisch gegen normofollikuläre Adenome abgrenzbar, insbesondere wenn diese partiell fibrosiert sind. Auch die adenomatöse Hyperplasie ist sonomorphologisch teilweise nicht von makrofollikulären Adenomen zu unterscheiden.

Größere makrofollikuläre Adenome zeigen bei einer normalen inkretorischen Einzelzellaktivität eine verminderte Nuklidanreicherung, da diese Adenome durch die großen Follikel volumenbezogen zellarm sind. Erfahrungsgemäß sind der überwiegende Teil der reflexreichen szintigraphisch vermindert speichernden Knoten durch makrofollikuläre Adenome mit einer normalen Einzelzellaktivität bedingt. Bei einer gesteigerten Einzelzellaktivität werden die Adenome szintigraphisch entweder kaschiert, oder sie kommen als warme Knoten bzw. dekompensierte autonome Adenome zur Darstellung.

Makrofollikuläre Adenome müssen nicht obligat exstirpiert werden. Die Indikation zur Resektion ist in Abhängigkeit vom Alter des Patienten dann

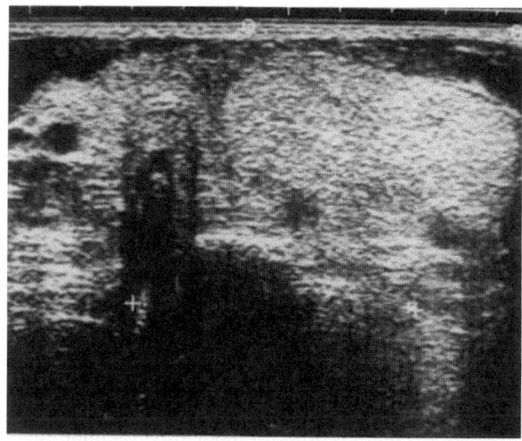 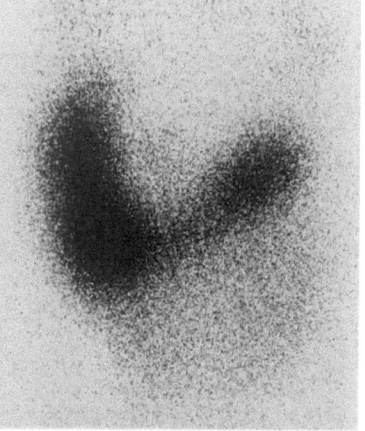

a   b

Abb. 18 a, b. Sonogramm (a) und Szintigramm (b) eines makrofollikulären Adenoms. Wegen der geringen volumenbezogenen Zellzahl erscheint das Adenom szintigraphisch kalt, obwohl die einzelnen Thyreozyten eine normale inkretorische Aktivität aufweisen

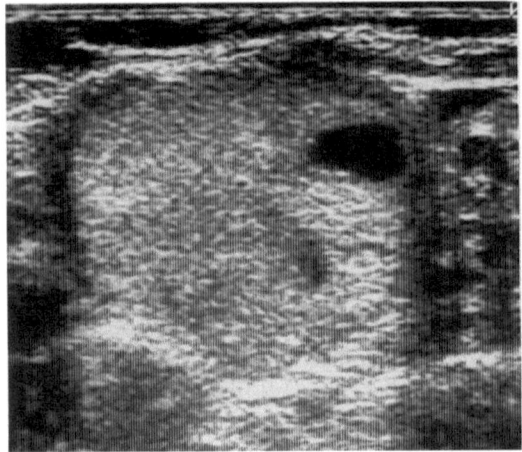

Abb. 19. Makrofollikuläres Adenom mit kleiner Kolloidpseudozyste

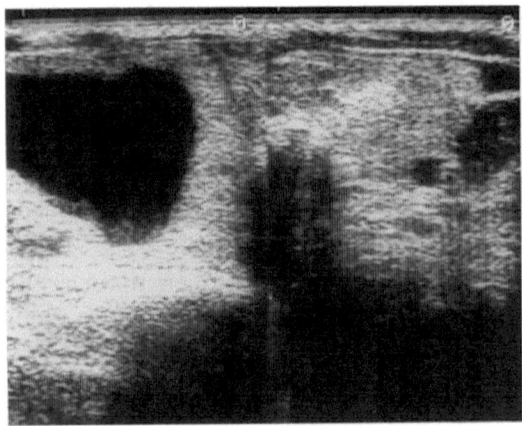

Abb. 20. Partiell kolloidpseudozystisch eingeschmolzenes makrofollikuläres Adenom

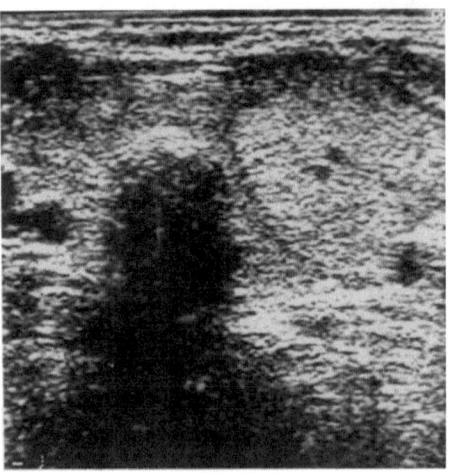

Abb. 21. Makrofollikuläres Adenom mit gut abgrenzbarem echoarmem peripherem Gefäßsinus. Kleine Kolloidpseudozysten in den zentralen Adenomabschnitten

gegeben, wenn diese Adenome zur mechanischen Beeinträchtigung der Halsorgane führen. Ansonsten reichen die Einleitung einer Substitutionstherapie und eine jährliche Größenkontrolle bei nicht autonomen makrofollikulären Adenomen völlig aus. Eine erhöhte Entartungsgefahr der Adenome besteht nicht.

5.6 Seltene Schilddrüsenadenome

Neben den mikro-, normo- und makrofollikulären Adenomen gibt es noch eine ganze Reihe von Adenomen, deren Anteil an der Gesamtzahl der Adenome unter 1% liegt. Sie sind in unserem Patientengut seltener als die Karzinome. Zu diesen seltenen Adenomen zählen die tubulären, die trabekulären oder embryonalen, die großzelligen eosinophilen (Hürthel-Zell-) und die papillären Adenome.

Bei den tubulären Adenomen ist die funktionelle Einheit nicht kugelförmig, sondern schlauchförmig gestaltet. Die trabekulären Adenome weisen eine bälkchenförmige Anordnung der Thyreozyten auf. Da man diese Anordnung vor allem bei embryonalem Gewebe findet, werden die Adenome auch als embryonale Adenome bezeichnet. Bei den papillären Adenomen ist immer die Differentialdiagnose zu den papillären Karzinomen gegeben. Alle seltenen Adenome sollten sicherheitshalber exstirpiert werden.

Nach den bisherigen spärlichen eigenen Erfahrungen und nach den wenigen Literaturveröffentlichungen sind die o. a. Adenome wegen ihrer kleinen

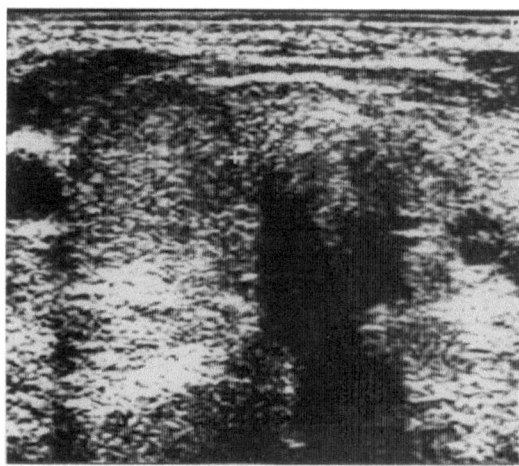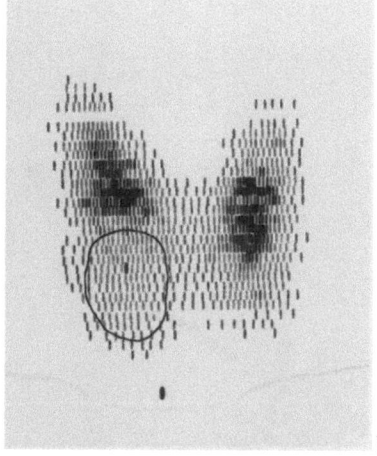

a   b

Abb. 22 a, b. Sonogramm (a) und Szintigramm (b) eines partiell fibrosierten und fokal verkalkten Hürthel-Zell-Adenoms im rechten Lappen

reflexbedingenden Struktureinheiten echoarm (Abb. 22). Mit zunehmender
Sklerose können sie wie die mikrofollikulären Adenome reflexreicher werden. Ihre Entsorgung erfolgt über einen echoarmen peripheren Gefäßsinus.
Szintigraphisch weisen sie zum überwiegenden Teil eine verminderte Nuklidanreicherung auf.

6 Sonomorphologie der regressiven Veränderungen

6.1 Zystisch-regressive Veränderungen von Adenomen

Zystische Transformationen von Schilddrüsenparenchymanteilen sind in der Regel nicht durch Zysten im klassischen Sinne, sondern durch regressiv veränderte Adenome jeglichen Typs bedingt. Die Genese der zystischen Adenomdegeneration ist unterschiedlich.

Bei den mikrofollikulären Adenomen handelt es sich um Lymphpseudozysten (Abb. 23), deren Entstehung durch die Mikroangiographie geklärt wurde. Am Anfang der Kausalkette steht die adenomtypische autonome Parenchymproliferation mit einer ausreichenden Kapillarnetzbildung. Bei einer Größenzunahme der Adenome kommt es in den zentralen Knotenabschnitten zu einer kompensatorischen Dilatation der Arteriolen und zur Verlängerung der Gefäßstrecke, so daß die Versorgung der Adenome zunehmends schlechter wird. Die Folge sind Gefäßrupturen, akute Parenchymnekrosen und ein dyszirkulatorisch sklerosierendes Ödem vor allem in den schlecht ernährten zentralen Gewebsabschnitten. Die Parenchymnekrosen bedingen eine Gewebseinschmelzung. Die so entstehenden Hohlräume werden e vacuo durch Gewebsflüssigkeit (Lymphe) gefüllt.

Die makrofollikulären Adenome neigen hingegen zu Kolloidpseudozysten (Abb. 24). Durch die pathologische Volumenzunahme der Follikel kommt es zur druckbedingten Atrophie und Ruptur der Follikelsepten. Das Kolloid der Follikel fließt zusammen und bildet so eine Kolloidpseudozyste. Die Pathogenese dieser Pseudozysten ist also in ähnlicher Weise wie die Entstehung eines Lungenemphysems zu sehen.

Die Pseudozysten weisen eine außerordentliche Polymorphie auf. Sie können rundlich oder irregulär begrenzt sein. Häufig finden sich entsprechend dem pathologischen Degenerationsprozeß verbliebene Parenchymabschnitte (Abb. 25) bzw. mikrofollikuläre Regenerate innerhalb der Hohlräume. Der Zysteninhalt ist transsonisch. Oft kommen mehrere Pseudozysten in einem Adenom zur Darstellung, die sowohl zentral als auch peripher lokalisiert sein können. Bei fortgeschrittenen Parenchymuntergängen erkennt man nur noch eine rudimentäre Gewebszone bzw. eine Adenomkapsel und den peripheren Gefäßsinus des ehemaligen Adenoms (Abb. 26).

Ein Sonderfall der zystischen Degeneration von Adenomen sind die Kautschukkolloidzysten (Abb. 27). Hier ist das Kolloid eingedickt und nimmt ein

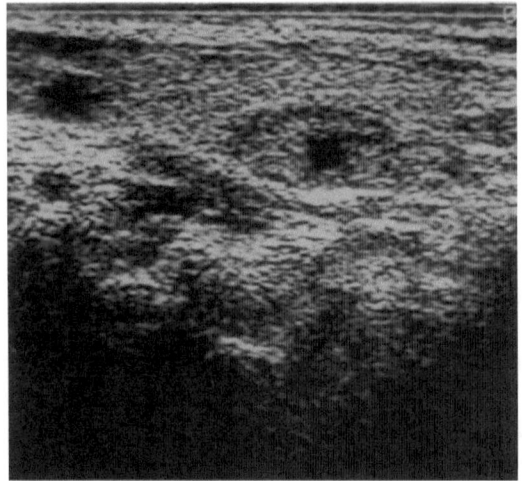

a

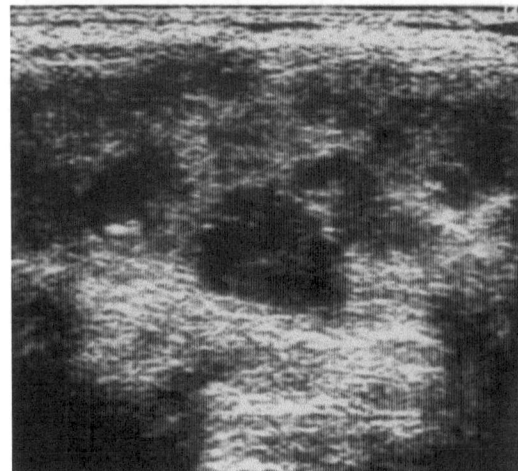

b

Abb. 23. a Mikrofollikuläres Adenom mit zentraler Lymph-
pseudozyste. Die zentralen Ab-
schnitte der Adenome sind von
den sequesterartigen Nekrosen besonders häufig betroffen, da die
Gefäßversorgung hier am schlech-
testen ist. b Mehrere ausgiebig
lymphpseudozystisch umgewandelte mikrofollikuläre Adenome

honigartiges Aussehen und eine honigartige Konsistenz an. Diese „Zysten"
sind ebenfalls weitgehend transsonisch und werden vornehmlich durch Punktion diagnostiziert.

Blutungen in Kolloid- und Lymphpseudozysten lassen sich sonographisch kaum nachweisen (s. Abb. 30).

Pseudozysten über 2 cm zeigen in der Regel szintigraphisch einen Bezirk
verminderter Nuklidanreicherung. In mikrofollikulären Adenomen und bei
autonomen Adenomen können sie jedoch kaschiert sein und sogar in einem
Bezirk verstärkter Nuklidanreicherung liegen.

Stark nachlaufende Zysten sollten soweit wie möglich durch wiederholte
Punktionen und durch eine Substitutionstherapie eliminiert werden. Die Substitution hat den Sinn, die Kolloidproduktion und die weitere Adenomproli-

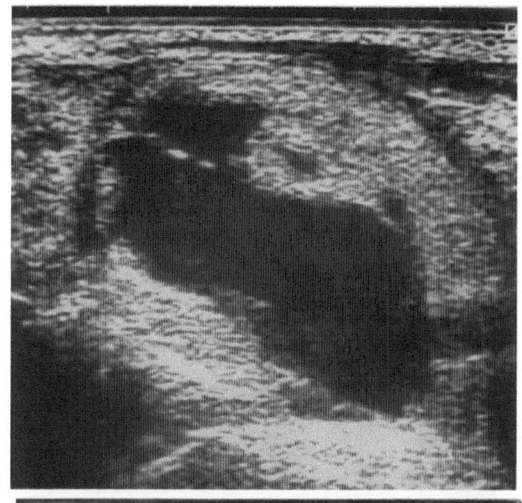

a

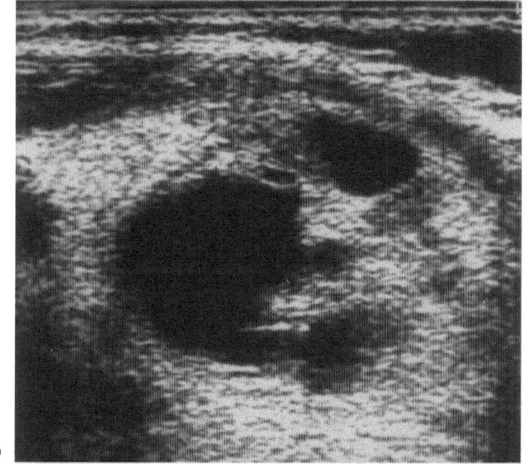

b

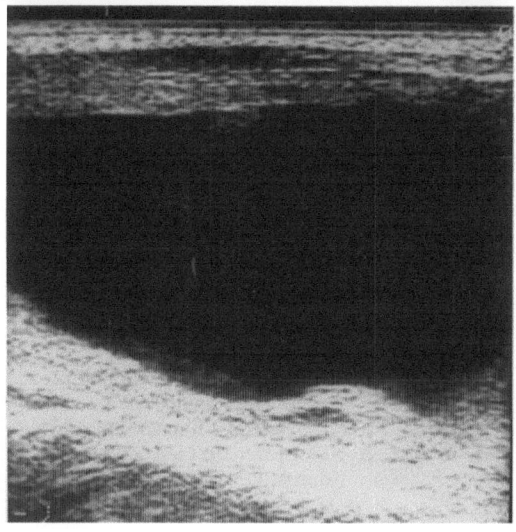

c

Abb. 24. a Kolloidpseudozystisch
umgewandeltes makrofollikuläres
Adenom. b Multiple Kolloidpseudozysten in einem makrofollikulären
Adenom. c Ausgedehnte Kolloidpseudozyste in einem makro-
follikulärem Adenom

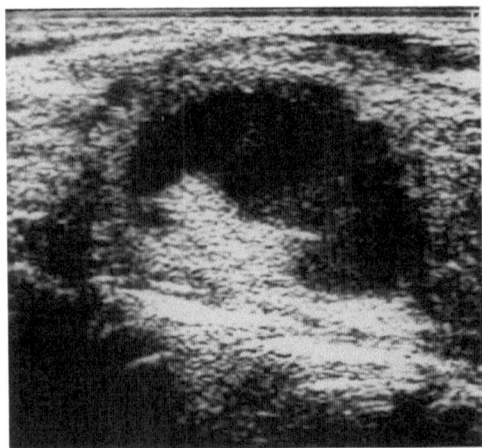

Abb. 25. Parenchymrest in einem ausgiebig kolloidpseudozystisch umgewandelten Adenom

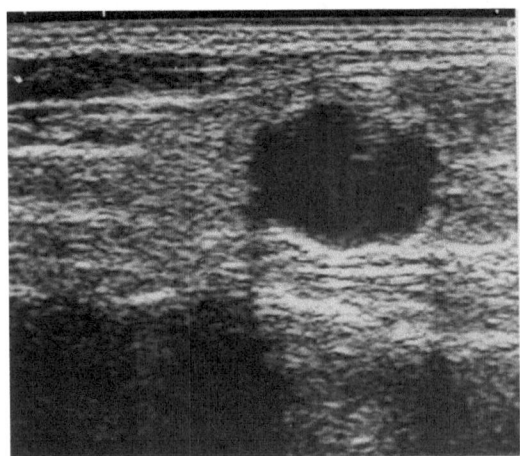

Abb. 26. Total kolloidzystisch umgewandeltes makrofollikuläres Adenom. Es sind nur noch die Adenomkapsel und der Randwall er-
kennbar

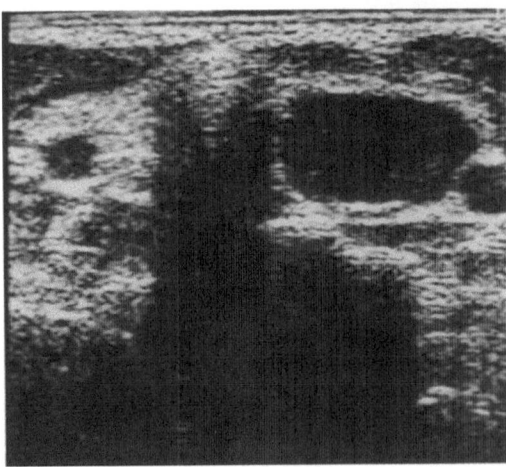

Abb. 27. Kautschukkolloidpseudo-
zyste. Die Pseudozyste weist nur
ganz geringe Binnenechos auf.
Meist werden diese Zysten erst
durch die Punktion erkannt

feration zu stoppen. Der Erfolg der therapeutischen Maßnahmen ist allerdings begrenzt, so daß bei einer Exazerbation der Befunde eine operative Sanierung angezeigt ist. Lymphzysten lassen sich durch eine Substitution naturgemäß nicht beeinflussen.

6.2 Einblutungen

Blutungsquellen lassen sich an Resektaten stark regressiv veränderter Adenome durch Micropaque-Latex-Tusche-Injektionen gut darstellen. Sie sind im wesentlichen durch die adenomtypische Gefäßversorgung und ihre Schwachstellen bedingt. Man unterscheidet 5 Blutungsquellen:

- Kapillarektasien,
- subkapsuläre Sinusbildungen,
- Granulationsgewebe nach Parenchymuntergängen,
- mikrofollikuläre Regenerate (Sanderson-Polster),
- dünne kapillarhaltige interfollikuläre Septen von Makrofollikeln.

Bei den Kapillarektasien sind die Gefäßwände nur etwa 2 µm dick und forciertes Betasten der Schilddrüse genügt bereits, um Blutungen auszulösen. Die schon an anderer Stelle ausgiebig beschriebenen peripheren Gefäßsinus besitzen ebenfalls eine sehr fragile Wandung. Abbildung 28 demonstriert eine histologisch aufgearbeitete Einblutung im Bereich von Kapillarektasien.

An den Rändern von Lymphzysten, die häufig in regressiv veränderten mikrofollikulären Adenomen zu finden sind, entwickeln sich mitunter angiomartige Kapillarproliferate, die Ursache von Zysteneinblutungen sein können.

Größere frische Einblutungen in mikrofollikulären Adenomen verändern das Reflexmuster der nachgelagerten Adenomstruktur durch eine Schallverstärkung. Die Adenome werden dann reflexreich und imitieren normo- bzw. makrofollikuläre Strukturen (Abb. 29). Kleinere Blutungen entgehen in der Regel der Sonographie. Auch größere Blutungen in normo- und makrofollikulären Adenomen sind sonographisch nur schwer zu erkennen und werden nicht selten mit Pseudozysten verwechselt.

In kolloidzystisch umgewandelten Adenomen können Blutungen zweierlei Aussehen annehmen. Zum überwiegenden Teil führen sie zu keiner Änderung der Sonormorphologie, und die liquiden Anteile des Adenoms bleiben unverändert echofrei (Abb. 30). Oft werden diese Blutungen bei fehlender Anamnese verkannt oder sie werden zufällig im Rahmen einer Zystenpunktion gefunden. Bisweilen zeigen die Einblutungen jedoch zarte Binnenechos, die offenbar durch Aggregatbildungen bedingt sind.

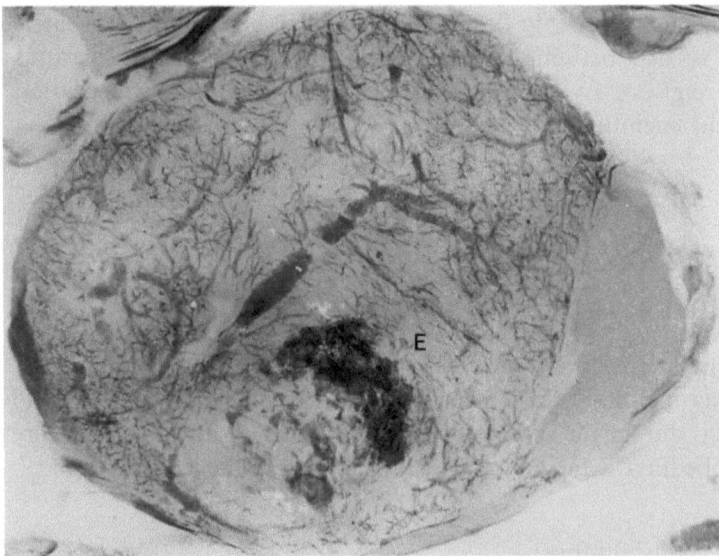

Abb. 28. Mikroangiogramm eines mikrofollikulären Adenoms in 4facher Vergrößerung. In den Arealen mit Kapillarschwund finden sich zahlreiche Riesenkapillaren mit ausgiebigen Extravasaten (E). Diese Extravasate sind durch Rupturen der sehr fragilen Kapillarwände bedingt und entsprechen in vivo Blutungen. (Präparat von Prof. Wessel)

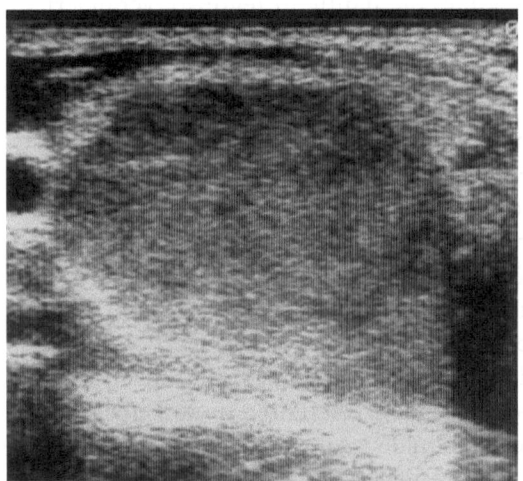
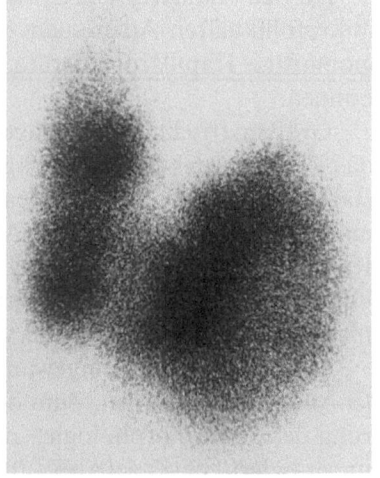

a   b

Abb. 29 a, b. Sonogramm (a) und Szintigramm (b) eines erheblich eingebluteten mikrofollikulären Adenoms. Die echoarmen Mikrofollikel werden durch die Blutung kaschiert, so daß sich Verwechslungen mit einem makrofollikulären Adenom ergeben können. Trotz der normalen inkretorischen Aktivität der Thyreozyten erscheint das Adenom szintigraphisch kalt

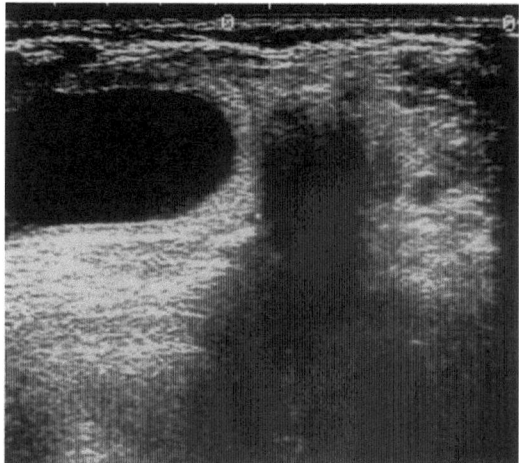

Abb. 30. Eingeblutete Kolloidpseudozyste. Die Zyste ist absolut
transsonisch. Die Blutung wurde
bereits klinisch vermutet (Anamnese!) und punktionsdiagnostisch
gesichert

Frische Blutungen lassen sich gut abpunktieren. Bei älteren Blutungen
erhält man trotz liquide erscheinender Echomorphologie wegen der Aggre-
gatbildung nur wenig Flüssigkeit. Durch Einblutungen entstehen reaktiv
resorbierende Entzündungen mit Umgebungsverwachsungen, die zu Schwie-
rigkeiten bei der Strumektomie führen können.

6.3 Fibrosen

Fibrosen sind prinzipiell durch entzündliche Veränderungen induziert und
entstehen am häufigsten

- infolge eines dyszirkulatorischen Ödems auf dem Boden einer unzurei-
  chenden Gefäßversorgung von Adenomen,
- infolge einer resorbierenden unspezifischen Strumitis bei Einblutungen,
- infolge bakterieller und immunogener Entzündungen.

Die oben genannten Entzündungsprozesse des Schilddrüsenparenchyms
können zu schwach reflektierendem hyalinem Bindegewebe mit wenig Grenzflächen und zu stark reflektierenden kollagenen Faserbündeln führen.
    Das hyalinisierte Bindegewebe erscheint entsprechend seiner Grenzflä-
chenarmut echoarm. Es findet sich sowohl in Adenomen (Abb. 31) als auch
bei diffusen immunogenen Erkrankungen der Schilddrüse (Abb. 32). Kommt
es zirkumskript in Knoten zur Darstellung, können sich differentialdiagno-
stische Abgrenzungsschwierigkeiten gegenüber Mikrofollikeln und Karzi-
nomgewebe ergeben. Eine weitere Klärung des Befundes ist dann nur durch
die Punktion möglich. Auch bei einer verstärkten Nuklidanreicherung im

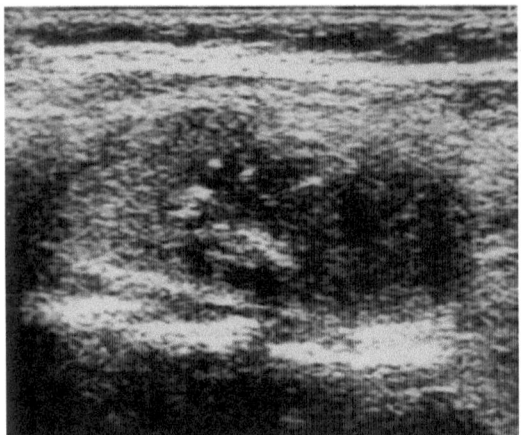

Abb. 31. Hyalines Bindegewebe
im kranialen Abschnitt eines stark
regressiv veränderten mikrofollikulären Adenoms. Innerhalb des
Bindegewebes kleine Verkalkungen. Durch die Grenzflächenar-
mut erscheint das Gewebe echoarm und ist nicht von den Mikrofollikeln zu unterscheiden. Das
Szintigramm und die Verkalkungen geben einen Hinweis auf das
Vorhandensein dieser Binde-
gewebsart

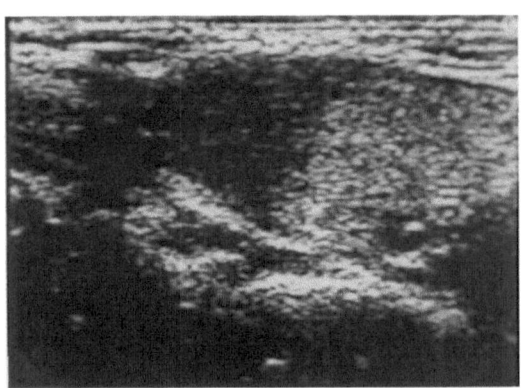

Abb. 32. Thyreoiditis Hashimoto.
Das operativ aufgearbeitete Präparat zeigte im Bereich des echoarmen Bezirks eine ausgiebige und
reflexmusterbestimmende hyaline
Fibrose. Follikel waren kaum
noch nachweisbar

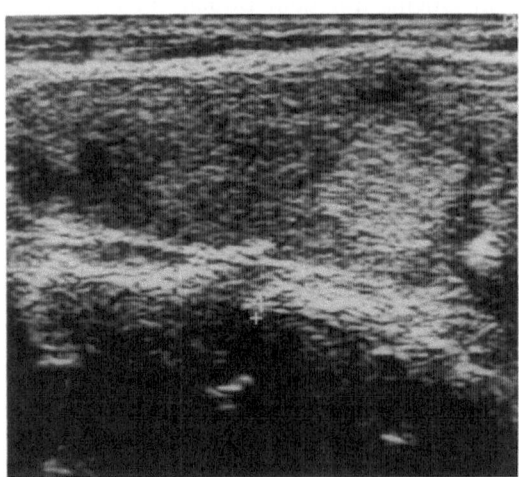

Abb. 33. Adenom, das von kollagenen Bindegewebsbündeln durchsetzt ist. Diese Art von Bindegewebe ist im Gegensatz zu hyalinen
Bindegewebsformationen ein starker Reflexbildner. Die Herkunft
des Adenoms war nicht mehr eru-
ierbar

Szintigramm kann eine partielle Sklerose von Adenomen vorliegen! Eine verminderte Nuklidanreicherung des Adenoms wie in Abb. 40 ist jedoch wegweisend für die Diagnose.

Kollagene Faserbündel sind im Gegensatz zum homogenen hyalinisierten (lockeren) Bindegewebe starke Echobildner. Sonographisch lassen sich diese Bindegewebsstränge in Abhängigkeit von den Umgebungsstrukturen als reflexreiche Gebilde (Abb. 33) darstellen. In makrofollikulären Adenomen sind sie jedoch häufig kaschiert. Hier gibt der derbe Tastbefund Hinweise auf bindegewebige Anteile im Adenom.

Es gibt Anzeichen dafür, daß ein reflexreiches Echomuster bei thyreotropen Immunerkrankungen (M. Basedow, Thyreoiditis Hashimoto) durch fibrosierende und kollagene Bindegewebsstränge bildende Formen dieser Erkrankungen bedingt ist (s. Abb. 51).

Wie schon an anderer Stelle erwähnt, neigen die mikrofollikulären Adenome aufgrund ihrer Gefäßversorgung besonders zu Blutungen, deren Folge eine resorbierende Strumitis mit sklerosierendem Ödem ist. So ist es zu erklären, daß in der Praxis kaum mikrofollikuläre Adenome gefunden werden, die nicht partiell fibrosiert sind.

Die kollagenen Bindegewebsstränge in diesen Adenomen können solche Ausmaße annehmen, daß das Reflexmuster nicht mehr von dem der normo- und makrofollikulären Adenome zu unterscheiden ist. Die Fibrose breitet sich vom unterversorgten Zentrum zur Peripherie hin aus. Im Endstadium der fibrosierenden Umbauvorgänge ist bisweilen nur noch der Gefäßsinus des Adenoms zu erkennen (s. Abb. 14). Der Uptake derartig veränderter Adenome ist meistens reduziert.

Fibrosierte Adenome in einer echoarmen Basedow-Struma bleiben reflexreich (Abb. 34).

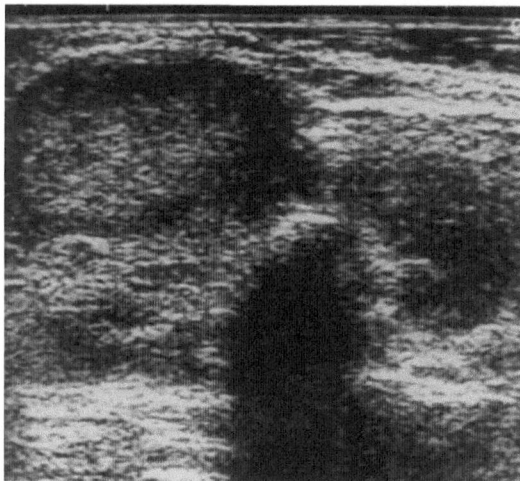

Abb. 34. Fibrosiertes Adenom in einer Basedow-Struma. Die reflexreichen kollagenen Faserbündel bestimmen das Sonogramm im Adenombereich

6.4 Verkalkungen

Verkalkungen finden sich häufig bei entzündlich-sklerosierenden Veränderungen in der Schilddrüse. Oft entstehen sie im Rahmen einer resorbierenden Strumitis nach Einblutungen. Sie sind starke Echobildner. Sonormorphologisch erscheinen sie entweder als kleinherdige Parenchymläsionen (Abb. 35, s. auch Abb. 40) oder als schalenförmige Gebilde im Randbereich von größtenteils mikrofollikulären Adenomen (Abb. 36). Bei größeren Verkalkungen können die Schallwellen den Kalk in der Regel nicht durchdringen, und es entstehen hinter den Verkalkungen Schallschatten, die das nachfolgende Gewebe voll kaschieren.

Bisweilen werden auch in Karzinomen kleine Verkalkungen gefunden. Diese Verkalkungen sind jedoch keineswegs typisch und schon gar nicht pathognomonisch wie etwa beim Mammakarzinom.

Bei etwa 10% der papillären Karzinome finden sich im Stroma der Papillen Psammomkörperchen. Diese Psammomkörperchen sind Verkalkungen mit einer Größe von bis zu 100 μm. Wegen ihres nur geringen Ausmaßes verändern sie das Reflexmuster des Sonogramms nicht.

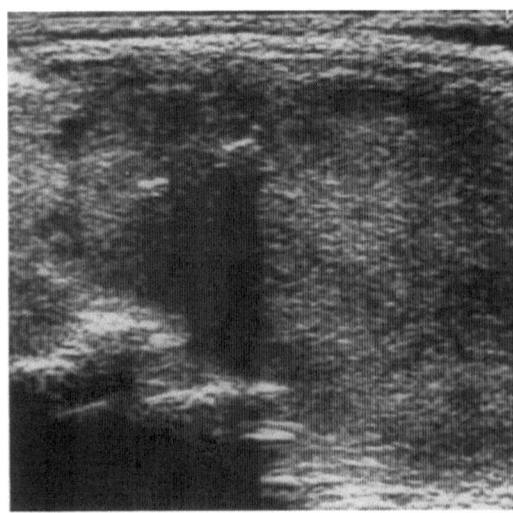

Abb. 35. Kleinherdige Verkalkungen in einem undifferenzierten spindelzelligen Karzinom. Nur eine der Verkalkungen wirft einen Schallschatten!

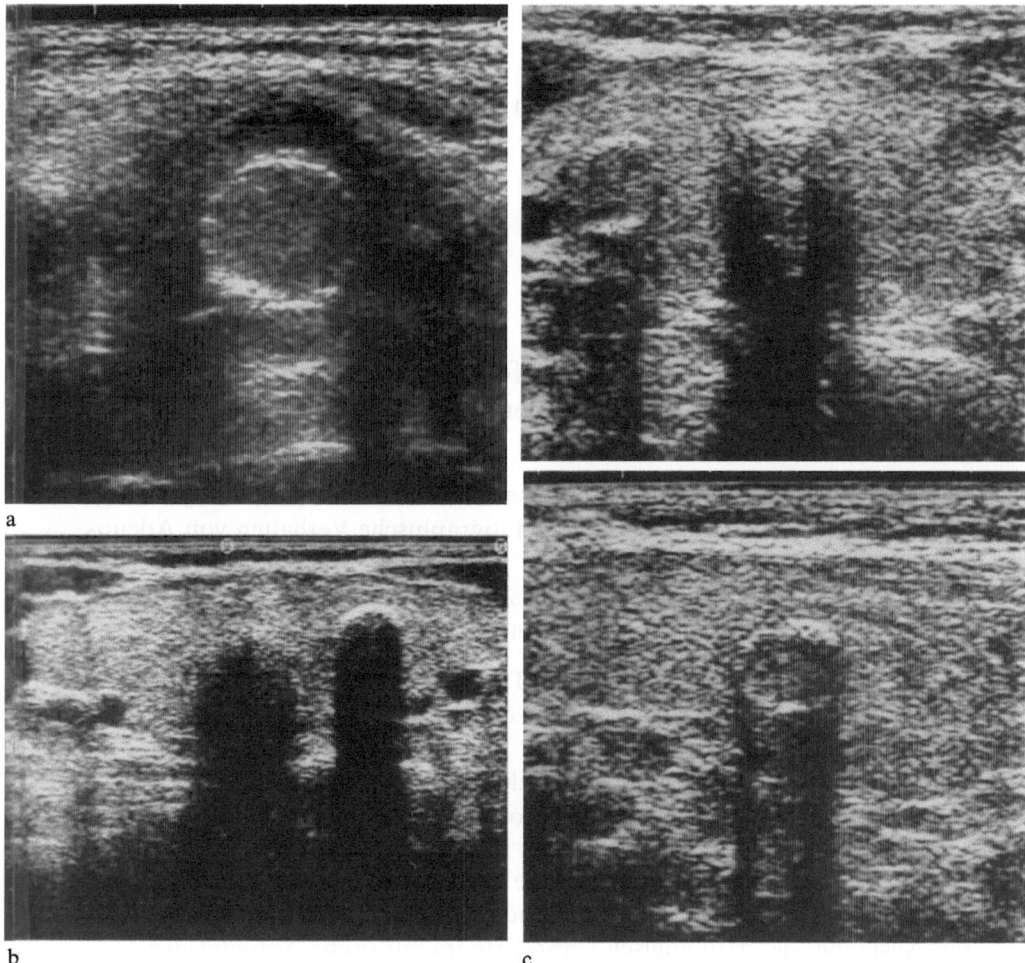

a

b

c

Abb. 36. a Schalenförmige Verkalkung in einem follikulären Schilddrüsenkarzinom. Erfahrungsgemäß sind diese Verkalkungsformen vor allem bei mikrofollikulären Adenomen zu finden. Ihr Auftreten in Karzinomen läßt vermuten, daß diese aus mikrofollikulären Adenomen hervorgehen. b Schalenförmig verkalktes Adenom im linken Lappen. c Schalenförmig verkalktes makrofollikuläres Adenom im rechten Schilddrüsenlappen. Längs- und Querschnitt

7 Sonopathologie und Szintigramm

7.1 Szintigraphische Erscheinungsform von Adenomen und Ursachen der adenomtypischen Nuklidanreicherung

Wie schon an anderer Stelle beschrieben, läßt die Sonomorphologie keine unmittelbaren Rückschlüsse auf das szintigraphische Verhalten von Adenomen zu. Man unterscheidet Adenome mit verminderter, indifferenter und vermehrter Aktivitätsanreicherung. Das Ausmaß der Nuklidanreicherung in einem Adenom hängt von 5 Faktoren ab:

- der volumenbezogenen Anzahl der Thyreozyten (= Adenomtyp),
- der inkretorischen Aktivität der einzelnen Thyreozyten,
- der Adenomgröße,
- dem Ausmaß der regressiven Veränderungen,
- der Proliferationstendenz der Thyreozyten.

Diese 5 Faktoren sind die Basis für alle korrelierenden Interpretationen von Szintigramm und Sonogramm. Während bei Adenomen mittleren und größeren Ausmaßes die pathologisch veränderte inkretorische Aktivität der Thyreozyten und die volumenbezogene Änderung der Thyreozytenanzahl ein direktes szintigraphisches Korrelat aufweisen, sind die kleineren Adenome in der Mehrzahl kaschiert.

Die volumenbezogene Zellzahl bestimmt primär das Maß der Nuklidanreicherung bei normaler inkretorischer Aktivität der Thyreozyten. Mit steigender Zellzahl steigt der Nukliduptake, wie Abb. 37 verdeutlicht. Die volumenbezogene Zellzahl wird einerseits durch den Typ des Adenoms bestimmt, anderseits vermindert sie sich regelmäßig durch degenerativ-nekrotische Veränderungen. So weisen makrofollikuläre Adenome pro Volumeneinheit eine um den Faktor 6 geringere Zellzahl als mikrofollikuläre Adenome auf und zeigen somit eine erheblich reduzierte Nuklidspeicherung.

Die Proliferationstendenz und die inkretorische Einzelzellaktivität verhalten sich im Regelfall invers zueinander. Bei einer hohen Proliferationstendenz zeigen die Thyreozyten nur eine geringe inkretorische Aktivität, wie z. B. beim Karzinom. Umgekehrt proliferieren autonome Adenome kaum. Ausnahmen von dieser Regel bilden natürlich der M. Basedow und vermehrt speichernde Karzinome.

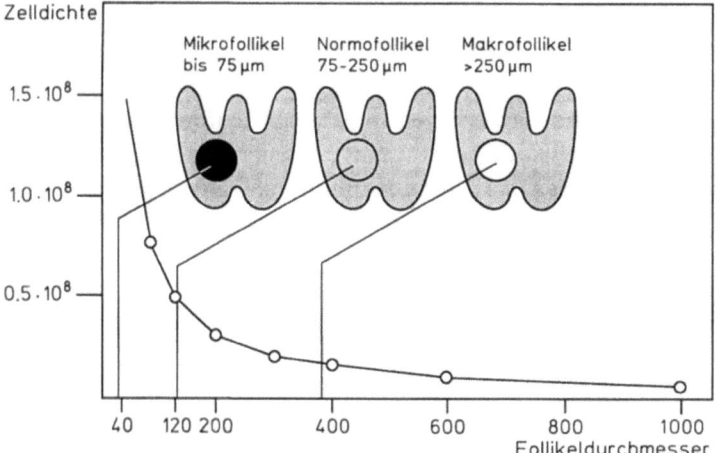

Abb. 37. Zusammenhang zwischen Follikeldurchmesser, volumenbezogener Zellzahl, Adenomtyp und adenomspezifischer Nuklidanreicherung bei normaler inkretorischer Aktivität der Thyreozyten. Mit abnehmender volumenbezogener Zellzahl sinkt der Nukliduptake. (Modifiziert
nach Scheidt 1981)

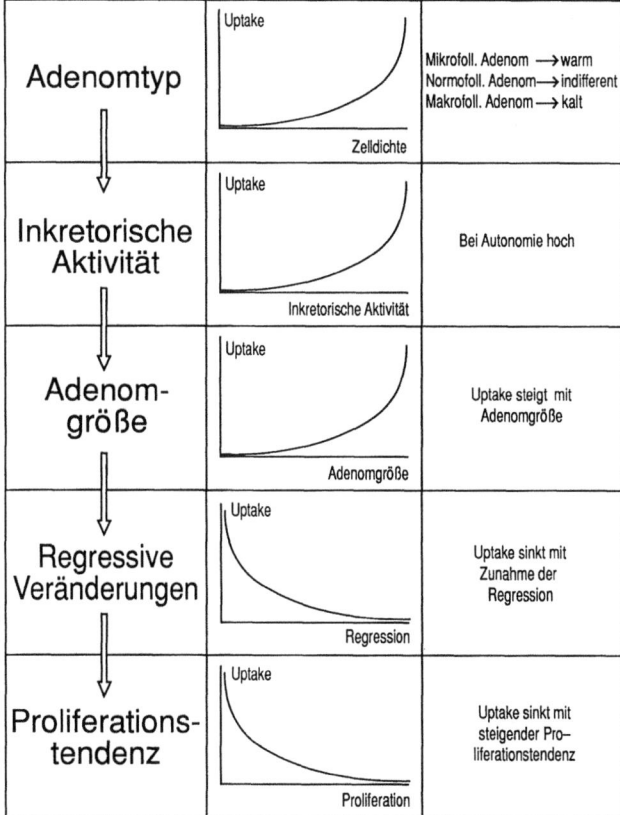

Abb. 38. Abhängigkeit
des Nukliduptakes von
den verschiedenen Fakto-
ren. Die Grafik kann als
Wegweiser zur Aufschlüs-
selung des nodalen Up-
take benutzt werden

Die Abhängigkeit des Nukliduptakes von den einzelnen Faktoren sowie ein Wegweiser zur Klärung der nodalen Nuklidanreicherung ist in Abb. 38 aufgezeigt.

Es ist zu betonen, daß die Thyreozyten in jedem Adenomtyp neben der normalen inkretorischen Aktivität eine vermehrte oder verminderte Aktivität annehmen können. So können z. B. makrofollikuläre Adenome bei einer erhöhten inkretorischen Einzelzellaktivität der Thyreozyten eine indifferente oder erhöhte Nuklidanreicherung aufweisen, während mikrofollikuläre Adenome bei einer verminderten Einzelzellaktivität der Thyreozyten ebenfalls eine indifferente oder eine verminderte Nuklidanreicherung zeigen.

Das autonome Adenom als nuklearmedizinischer Terminus technicus ist durch eine erhöhte inkretorische Einzelzellaktivität der Thyreozyten und durch eine fehlende Ansprechbarkeit der Thyreozyten auf die TSH-Inkretion gekennzeichnet. Es ist nicht an einen mikro-, normo- oder makrofollikulären Adenomtyp gebunden und nicht mit dem ebenfalls häufig warm erscheinenden mikrofollikulären Adenom zu verwechseln. Es kann nur durch ein Suppressionsszintigramm bewiesen werden. Jeder indifferent oder vermehrt speichernde Knoten ist durch ein Suppressionsszintigramm abzuklären!

7.2 Knoten mit verminderter Aktivitätsanreicherung

Bei normaler Aktivitätslage der Thyreozyten zeigen nur die makrofollikulären Adenome ab einem Durchmesser von etwa 1–1,5 cm eine verminderte Aktivitätsanreicherung, da die volumenbezogene Zellzahl gering ist und somit weniger an Pertechnetat gespeichert wird (s. Abb. 18).

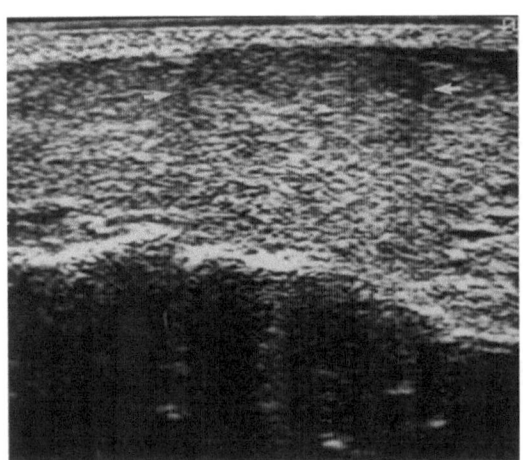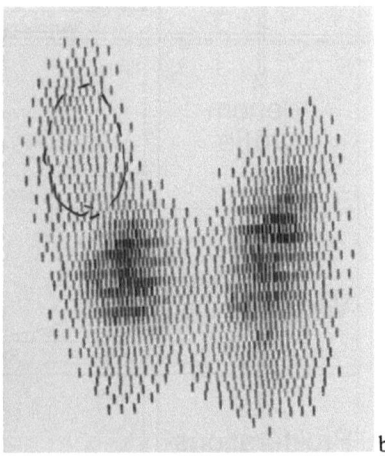

a   b

Abb. 39 a, b. Normofollikuläres Adenom mit verminderter inkretorischer Einzelzellaktivität der Thyreozyten (a). Wegen der verminderten inkretorischen Aktivität des Adenoms erscheint das Adenom trotz der normalen Follikelstruktur kalt (b)

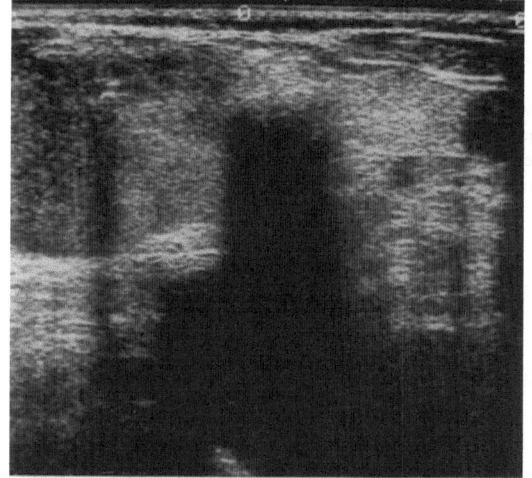

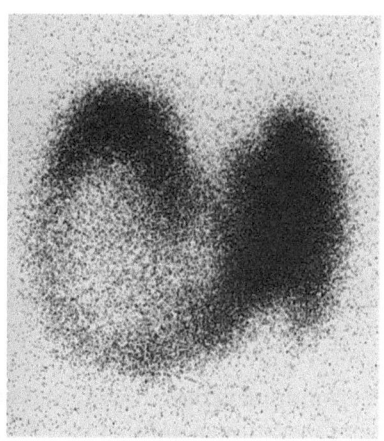

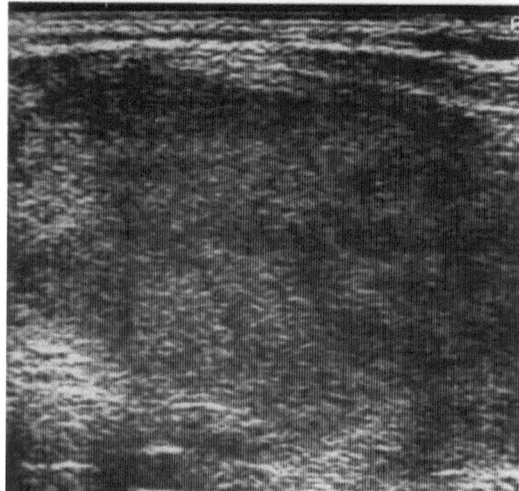

Abb. 40 a–c. Sonogramm (a, b) und Szintigramm (c) eines überwiegend mikro-, teils auch normofollikulären Adenoms mit ausgedehntem zentralem Parenchymabbau, ausgiebigen hyalinen Fibrosen sowie kollagenen Faserbündeln und Dysakriosen der Thyreozyten als Folge einer trophisch gestörten Regeneration. Querschnittsonogramm (a) und Vergrößerungsaufnahme des rechten Schilddrüsenlappens im Längsschnitt (b). c Szintigraphisch zeigt das Adenom auch im Jodscan keine Speicherung mehr

Bei einer verminderten inkretorischen Aktivität der Thyreozyten stellen sich auch die normo- (Abb. 39) und mikrofollikulären Adenome ab einem entsprechenden Durchmesser szintigraphisch kälter dar, wobei mikrofollikuläre Adenome wegen ihres Zellreichtums und des damit verbundenen hohen basalen Tc-Uptakes ein großes Volumen zur Erzielung eines entsprechenden szintigraphischen Nettoeffekts annehmen müssen.

Bei Nekrosen und insbesondere bei Blutungen können alle Adenome, auch autonome, kalt erscheinen, da hier der verminderte volumenbezogene Zellfaktor entscheidend zum Tragen kommt (Abb. 29 und 40).

Tabelle 1 gibt eine Übersicht über die „kalten Knoten". Man sollte den Begriff zurückhaltend gebrauchen, da er historisch eng mit dem Karzinom in

Tabelle 1. „Kalte Knoten"

---

1. Makrofollikuläres Adenom mit normaler inkretorischer Aktivität der Thyreozyten
   (geringe volumenbezogene Zellzahl)
2. Stärker kolloid-/lymphzystisch umgewandeltes Adenom jeglichen Typs
3. Fortgeschritten fibrosiertes Adenom jeglichen Typs
4. Stärker eingeblutetes Adenom jeglichen Typs
5. Normo- oder mikrofollikuläres Adenom mit verminderter inkretorischer Einzelzellaktivität
6. Adenom mit Proliferationstendenz
7. Atypisches Adenom
8. Karzinom

Verbindung gebracht wird und zu einer beträchtlichen Zahl an nicht indizierten Operationen geführt hat. Nur eine sehr geringe Zahl an „kalten Knoten" ist durch ein Karzinom bedingt.

7.3 Knoten mit indifferenter Aktivitätsanreicherung

Bei normaler inkretorischer Einzelzellaktivität der Thyreozyten stellen sich die normofollikulären Adenome im Szintigramm grundsätzlich indifferent dar, da sie sich vom normalen Schilddrüsengewebe prinzipiell nicht unterscheiden (s. Abb. 15).

Die meisten indifferent erscheinenden Adenome sind jedoch unabhängig vom Adenomtyp und der inkretorischen Aktivität der Thyreozyten kleinere Adenome unter 1 cm, die durch normales nachbarschaftlich gelegenes Schilddrüsengewebe kaschiert werden.

Größere degenerativ veränderte mikrofollikuläre Adenome und kompensierte autonome Adenome gleich welchen Typs können ebenfalls im Szintigramm indifferent erscheinen.

Auch mikrofollikuläre Adenome mit verminderter inkretorischer Einzelzellaktivität der Thyreozyten können eine indifferente Nuklidanreicherung aufweisen. Diese Befunde sind allerdings außerordentlich selten.

Eine Übersicht über Knoten mit indifferenter Nuklidanreicherung gibt die Tabelle 2.

Tabelle 2. Knoten mit indifferenter Nuklidanreicherung

---

1. Normofollikuläre Adenome
2. Kleine Adenome
3. Regressiv (fibrotisch, lymphzystisch) umgewandelte mikrofollikuläre Adenome mit normaler inkretorischer Einzelzellaktivität
4. Kompensierte autonome Adenome (besonders makrofollikuläre Adenome)

7.4 Knoten mit vermehrter Aktivitätsanreicherung

Knoten mit vermehrter Aktivitätsanreicherung können bei normaler inkretorischer Aktivität der Thyreozyten durch mikrofollikuläre Adenome und größere normofollikuläre Adenome bedingt sein. Gerade die mikrofollikulären Adenome weisen allein schon durch die hohe volumenbezogene Anzahl an Thyreozyten einen relativ starken Tc-Uptake auf (s. Abb. 10 a). Bei den größeren normofollikulären Adenomen kommt lediglich die regionale tiefenbezogene Gewebsvermehrung zum Tragen.

Darüber hinaus zeigen alle dekompensierten autonomen Adenome und autonome Adenome vom Übergangscharakter unabhängig vom Adenomtyp (Abb. 41–43) und von der Adenomgröße eine Mehreinlagerung im Szintigramm.

Ein Sonderfall der vermehrten Nuklidanreicherung sind frisch einblutende Adenome. Hier kommt nicht das Speicherverhalten der Thyreozyten, sondern die Tc-Anreicherung im Blut zur Darstellung.

Auch Karzinome können eine vermehrte inkretorische Einzelzellaktivität aufweisen, und man tut gut daran, auch heiße Knoten, die derb erscheinen, zu punktieren!

Abschließend sei hier noch erwähnt, daß die hochspeichernden mikrofollikulären Adenome oft mit autonomen Adenomen verwechselt werden (vgl. Abb. 10). Auch im Suppressionsszintigramm zeigen die mikrofollikulären Adenome eine erhöhte Restaktivität im Vergleich zum normofollikulären Gewebe. Die Autonomie ist bei den mikrofollikulären Adenomen daher nur zu beweisen, wenn der Adenomtyp und der Volumenfaktor eine ausreichende Berücksichtigung finden.

Tabelle 3 gibt eine Übersicht über Knoten mit einer vermehrten Nuklidanreicherung.

Tabelle 3. Knoten mit vermehrter Nuklidanreicherung

1. Mikrofollikuläre Adenome (hohe volumenbezogene Zellzahl)
2. Große normofollikuläre Adenome (Gewebstiefenfaktor)
3. Autonome Adenome jeglichen Typs
4. Karzinome (sehr selten)
5. Frisch einblutende Zysten (sehr selten)

Zahlreiche densitometrische und morphometrische Untersuchungen haben gezeigt, daß ein großer Teil aller Adenome autonome Zellen mit einer erhöhten inkretorischen Aktivität in der besser ernährten Peripherie aufweist. Diese autonomen Zellen können szintigraphisch erst ab einem bestimmten Prozentsatz nachgewiesen werden, und es gibt viele Grenzbefunde.

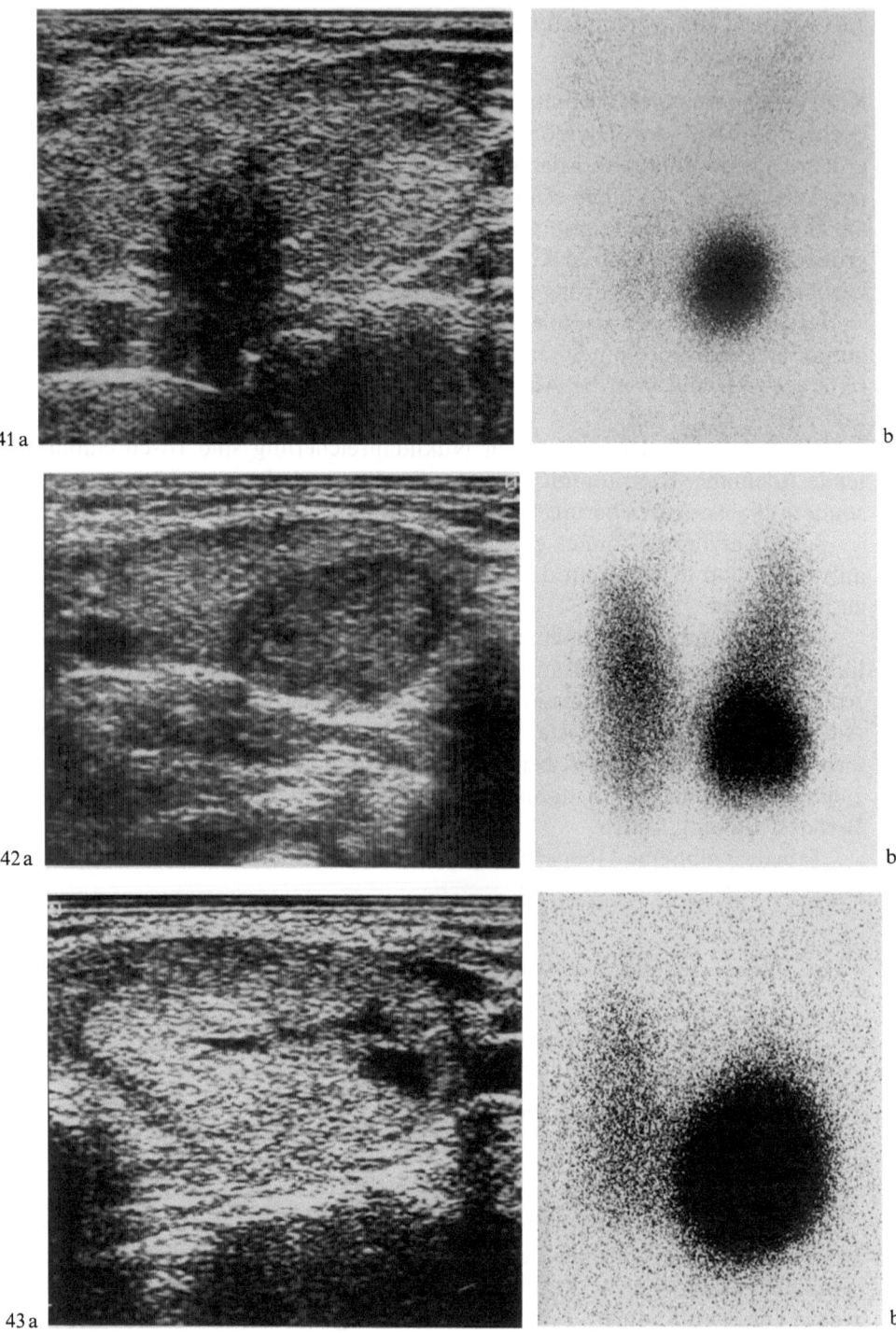

41 a   b

42 a   b

43 a   b

Da eine prozentuale Angabe der autonomen Zellen in der Praxis nicht möglich ist und der Autonomiebegriff ein klinisches Substrat beinhalten muß, sollte man die derzeit gebräuchlichen Uptakegrenzen beibehalten. Sie geben eine weitgehende klinische Sicherheit bezüglich einer fakultativen Hyperthyreose.

Abb. 41 a, b. Sonogramm (a) und Suppressionsszintigramm (b) eines normofollikulären autonomen Adenoms

Abb. 42 a, b. Sonogramm (a) und Suppressionsszintigramm (b) eines mikrofollikulären autonomen Adenoms

Abb. 43 a, b. Sonogramm (a) und Suppressionsszintigramm (b) eines makrofollikulären autonomen Adenoms

8 Sonomorphologie der disseminierten und der kleinherdigen multifokalen Autonomie

Die diffuse Autonomie wird in der Regel als eine Erkrankung aller Thyreozyten beschrieben. Neuere densitometrische und morphometrische Untersuchungen haben jedoch gezeigt, daß es sich um eine Erkrankung der Thyreone handelt. Diese Bezeichnung wurde von uns für die kleinste funktionelle Einheit der Schilddrüse gewählt. Sie besteht aus benachbarten Follikeln mit einer gemeinsamen Gefäßversorgung und dem dazugehörigen Stroma. Die gute Gefäßversorgung dieser Thyreone, die regressive Veränderungen aufgrund der fehlenden Adenomstruktur nicht zuläßt, erklärt, warum die diffuse Autonomie im Gegensatz zu ausgedehnten, jedoch zentral unzureichend versorgten autonomen Adenomen so schlecht therapierbar ist und erheblich höhere Dosen antithyreoidaler Substanzen verlangt. Bei den von uns untersuchten Präparaten fiel auf, daß sich die erhöhte inkretorische Einzelzellaktivität in der Regel auf Mikrofollikel bezieht, so daß anzunehmen ist, daß die diffuse Autonomie eine nichtimmunogene Erkrankung der thyreongebundenen Thyreozytenregeneration darstellt. Wegen der wenigen diesbezüglichen Histologien sei an dieser Stelle ein Originalbefund (Strumaresektat) von Prof. Wessel wiedergegeben:

> Histologisch handelt es sich um eine Struma colloides diffusa mit einem mittleren Follikeldurchmesser von 350 µm. Die Follikelepithelien sind auf 6 µm leicht abgeflacht und zeigen eine relativ geringe inkretorische Aktivität. Zwischen diesen leicht supprimierten Makrofollikeln findet man immer wieder Areale von 1 mm Durchmesser mit mikrofollikulärem Aufbau und den Zeichen einer gesteigerten inkretorischen Aktivität. Nach dem histologischen Befund handelt es sich um eine Sonderform einer Hyperthyreose, bei welcher die hyperaktiven Areale nicht scharf abgegrenzt sind, d.h. das Bild entspricht nicht einer sogenannten mikronodulären, diffus verteilten Hyperthyreose, sondern einem Typ, bei welchem die Größenordnung der hyperaktiven Areale weiter darunter liegt. Man könnte von einer mikrofokalen, diffus verteilten Hyperthyreose sprechen.

Berücksichtigt man diese histologischen Ergebnisse, so ist klar, daß eine Schilddrüse mit diffuser Autonomie in der Regel ein normales Reflexmuster aufweist (Abb. 44). Vereinzelte Kleingruppen von Mikrofollikeln z.T. unter 1 mm sind als solche nicht identifizierbar. Wichtig zur sonographischen Differenzierung der diffusen Autonomie gegen die reflexreiche Form des Morbus Basedow ist die Beachtung der Organform. Beim M. Basedow weist die Schilddrüse eine Ballonierung der Lappen auf.

Die multifokale kleinherdige Autonomie ist sonographisch meistens ebenfalls nicht faßbar. Die kleinherdigen Parenchymveränderungen messen in der Regel nur 2–3 mm und müssen, selbst wenn sie im Rahmen einer

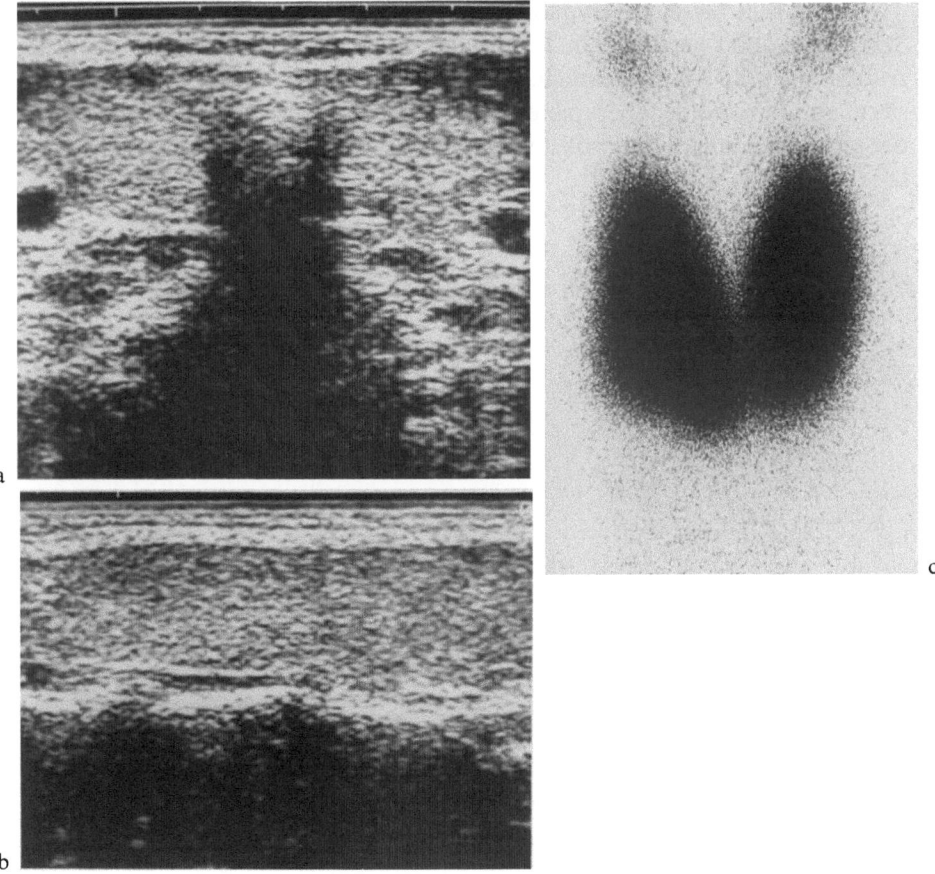

Abb. 44 a–c. Sonogramm (a, b) und Szintigramm (c) einer Patientin mit diffuser Autonomie. Das Sonogramm zeigt keine pathologischen Veränderungen, insbesondere fehlt die bei immunologisch bedingten Schilddrüsenerkrankungen zu beobachtende Ballonierung der Lappen. Szintigraphisch hoher Nukliduptake und dadurch bedingte Pseudoverbreiterung der Lappen. Massive Hyperthyreose. Keine Antikörper trotz mehrfacher Titerbestimmung

mikrofollikulären Architektur echoarm erscheinen, gegenüber anderen normalen thyreoidalen Strukturen abgegrenzt werden. Bisweilen können sie jedoch nach einer Radiojodtherapie im Vergleich zum Ausgangsbefund nachgewiesen werden.

Die diffuse Autonomie ist szintigraphisch nur über einen standardisierten Tc-Uptake zu differenzieren. Die diffus verteilten autonomen Thyreone lassen sich nuklidmorphologisch nicht differenzieren, während bei der kleinherdigen multifokalen Autonomie die autonomen Areale bei entsprechender Technik im Szintigramm dargestellt werden können.

Findet sich bei einer Hyperthyreose ein normales Sonogramm und ein Szintigramm mit verstärktem Tc-Uptake, so ist die Diagnose einer diffusen Autonomie sehr wahrscheinlich, und man sollte unverzüglich eine hochdosierte antithyreoidale Therapie einleiten, da die diffuse Autonomie als eine der schwersten und gefahrvollsten Schilddrüsenerkrankungen anzusehen ist.

9 Entzündungen

9.1 Nichtimmunogene Entzündungen der Schilddrüse

9.1.1 Die (subakute nicht eitrige) Thyreoiditis de Quervain

Die Thyreoiditis de Quervain ist eine wahrscheinlich viral ausgelöste Schilddrüsenentzündung, die bevorzugt bei Trägern des HLA-BW35-Antigens aufzutreten scheint. Sie ist in unserem Krankengut bemerkenswerterweise selten geworden.

Ihre Inzidenz liegt derzeit in unserer Region etwa bei der der Karzinome. Die klassische Verlaufsform der Thyreoiditis de Quervain ist durch folgende Phasen gekennzeichnet:

- Prodromalstadium mit grippalem Infekt und Krankheitsgefühl,
- florides Stadium mit lokaler und globaler Entzündungsausbreitung sowie Ausschwemmung größerer Mengen von Schilddrüsenhormonen,
- Übergangsphase mit Hormondefizit,
- Ausheilungsphase.

Bei dieser klassischen Verlaufsform kommen die Patienten in der Regel erst im floriden Stadium zur Vorstellung. Die Schilddrüse ist äußerst druckschmerzhaft, die regionalen Lymphknoten sind geschwollen und das Parenchym ist verhärtet. In den Laboruntersuchungen findet sich eine deutlich erhöhte BSG, eine TSH-Suppression in der akuten Phase und eine fakultative Hypothyreose im Übergangsstadium. Die Antikörper gegen Thyreoglobulin und Mikrosomenfraktionen sind nicht wesentlich erhöht, wobei eine Erhöhung des Titers fast ausschließlich bei den Mikrosomenfraktionen zu beobachten ist. Das Szintigramm kann bei ausreichender TSH-Suppression im Rahmen der entzündlich bedingten T3/T4-Freisetzung auch in den gesunden Abschnitten supprimiert sein.

Es ist zu betonen, daß wir diese „klassische Verlaufsform" in den letzten Jahren zunehmend weniger beobachten. Statt dessen finden sich heute häufiger schleichende Krankheitsbilder, die oft mittels Sonogramm und Zytologie gesichert werden.

Sonographisch fallen bei der Thyreoiditis de Quervain im floriden Stadium zunächst echoarme Bezirke im normalen Schilddrüsenparenchym auf (Abb. 45a). Im Zuge der Krankheitsexazerbation kommt es dann zu einer

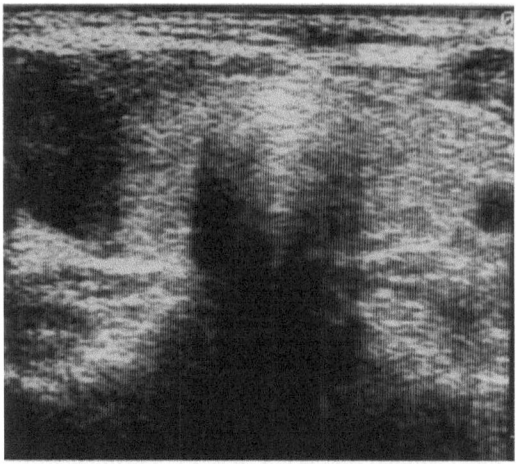

a

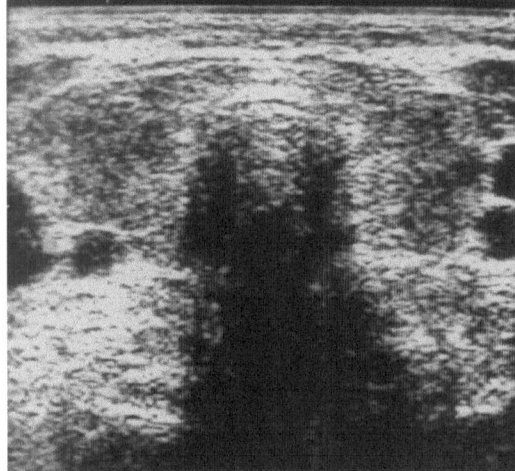

b

Abb. 45 a, b. Thyreoiditis de Quervain. a Fokale Echoarmut an der
Flanke des rechten Schilddrüsenlappens. b Stadium der globalen Echoarmut. Die Organschwellung ist
schon wieder regredient

Schwellung des Organs und zu einer zunehmenden Echoarmut des Reflexmusters (Abb. 45 b). Die Ausheilungsphase verläuft in umgekehrter Reihenfolge
und endet in der Regel mit einer Restitutio ad integrum.

Differentialdiagnostisch bedarf die Sonomorphologie der Thyroiditis de
Quervain einer Abgrenzung gegenüber multifokalen Karzinomen und immunologisch bedingten Schilddrüsenerkrankungen wie dem M. Basedow und
der Thyroiditis Hashimoto (s. Abb. 53). Wenn die Klinik keine eindeutigen
Hinweise auf das Krankheitsbild gibt, muß der Befund durch die Aspira-
tionszytologie geklärt werden. Der Nachweis von Riesenzellen sichert die
Diagnose in der Regel.

Therapeutisch zeigen die Beschwerden der Patienten (Halsschmerzen,
Schluckbeschwerden) eine schlagartige Besserung nach Gabe von Steroidde-

rivaten. Echographisch zeigt sich der Therapieeffekt vorwiegend an einer beschleunigten Volumenabnahme des Organs.

9.1.2 Bakterielle Entzündungen

Die bakteriellen Entzündungen der Schilddrüse entsprechen der akuten Thyreoiditis. Sie sind relativ selten und können sich diffus im Parenchym oder umschrieben in Kolloidpseudozysten ausbreiten. Die parenchymatösen Entzündungen neigen stets zur Abszeßbildung. Im Gegensatz zur subakuten Thyreoiditis de Quervain kann die akute Thyreoiditis kapselüberschreitend sein. Klinisch finden sich ein derber Tastbefund, eine regionale Schwellung und Rötung der Haut sowie eine deutliche Leukozytose.

Sonographisch weisen die infizierten Parenchymabschnitte und die Abszesse ein echogemindertes Reflexmuster auf. Daneben finden sich aber auch Formen, bei denen die entzündlichen Veränderungen nur an einer Zerklüftung und kleinherdigen Destruktion des Parenchyms zu erkennen sind.

Bei Infektionen der Kolloidpseudozysten kann der Zysteninhalt über längere Zeit transsonisch bleiben oder nur geringe Binnenechos aufweisen (Abb. 46).

Szintigraphisch kommt bei allen akuten Schilddrüsenentzündungen ein umschriebener Speicherdefekt zur Darstellung.

Therapie der Wahl ist bei Abszessen und infizierten Pseudozysten die Exstirpation.

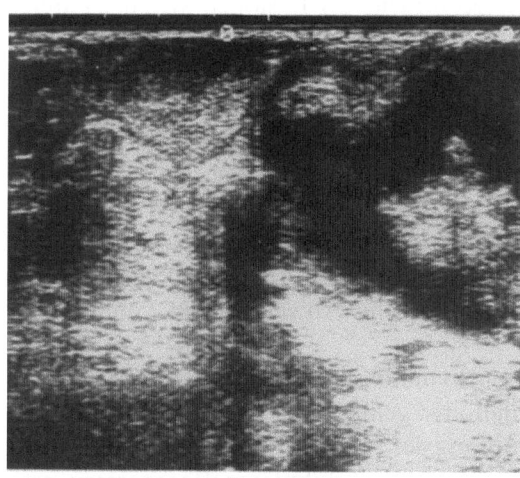 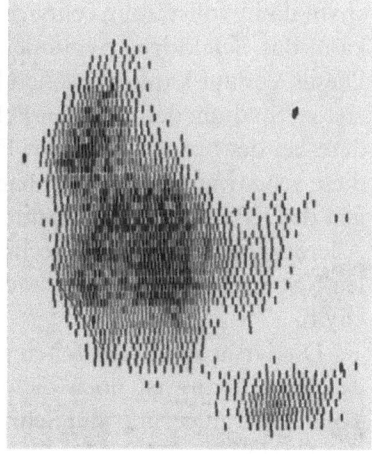

a   b

Abb. 46a, b. Sonogramm (a) und Szintigramm (b) einer infizierten Kolloidpseudozyste. Klinisch hochakutes Bild mit Rötung und Schwellung der Haut. Sonographisch ist das Bild nicht von einer einfachen Pseudozyste zu unterscheiden

9.2 Immunogene Entzündungen der Schilddrüse

9.2.1 Immunhyperthyreose vom Typ Basedow

Die Immunhyperthyreose vom Typ Basedow ist eine Autoimmunerkrankung, bei der Antikörper gegen TSH-Rezeptoren gebildet werden. Die Pathophysiologie dieser Erkrankung ist noch nicht definitiv geklärt. In erster Linie wird ein T-Lymphozytendefekt diskutiert. Die Antikörper haben die Eigenschaft, die TSH-Rezeptoren so zu aktivieren, daß es zur T3/T4-Synthese und zur Hyperthyreose kommt. Die Erkrankung zeigt ein gehäuftes Vorkommen bei Trägern der Antigene HLA-B8 und DR3. Bei akuten Schüben erfolgt eine Ausschüttung von Antikörpern gegen TSH-Rezeptoren, gegen Thyreoglobulin und Mikrosomenfraktionen. Alle drei Antikörpertypen können heute routinemäßig quantifiziert werden, wobei die Antikörper gegen TSH-Rezeptoren ab einem bestimmten Titer als pathognomonisch für den M. Basedow angesehen werden. Das Fehlen dieser Antikörper spricht allerdings nicht gegen die Erkrankung, da es im Rahmen von Doppelautoantikörpern zu falsch-negativen Testergebnissen kommen kann. Im Gegensatz zur Hashimoto-Thyreoiditis überwiegen bei den nicht spezifischen Antikörpern die Antikörper gegen Mikrosomenfraktionen, die absolute Höhe beider Titer ist beim M. Basedow niedriger.

Sonomorphologisch beginnt der M. Basedow zunächst mit einer typischen Volumenzunahme der Schilddrüse. Die Lappentäler flachen ab und setzen sich direkt in den verbreiterten Isthmus fort, das Organ nimmt die Form einer Halbkugel an. Anschließend treten meistens isthmusbetont kleine mottenfraßähnliche Parenchymläsionen auf (Abb. 47 a), die längere Zeit persistieren können. Bei Zunahme und Konfluenz der Läsionen wird das Parenchym dann vollständig echoarm (Abb. 47 b), und während einzelner Schübe kann das Schilddrüsenvolumen nochmals erheblich zunehmen (Abb. 47 c). Dieser Verlauf kann nur selten beobachtet werden, da die meisten Patienten erst im Stadium der globalen Echoarmut zur Vorstellung kommen. Insbesondere bei den rezidivfreudigen Formen des M. Basedow ist über viele Jahre diese echoarme Form zu beobachten, während bei den selteneren Ausheilungen der Erkrankung ein normales Reflexmuster resultieren kann (Abb. 48). Allerdings finden sich bei rechnergestützten Grauwertanalysen des „normalen" Sonogramms immer noch beträchtliche Abweichungen vom Parenchym.

Die Ursache der typischen parenchymatösen Echoarmut im Vollstadium der Erkrankung ist noch nicht definitiv geklärt. Als Faktoren spielen die kolloidale Entleerung und Schrumpfung der Follikel, die Gefäßhypertrophie, das Ödem, die ausgiebige Bildung von mikrofollikulären Regeneraten und die Bildung hyalinen Bindegewebes eine Rolle.

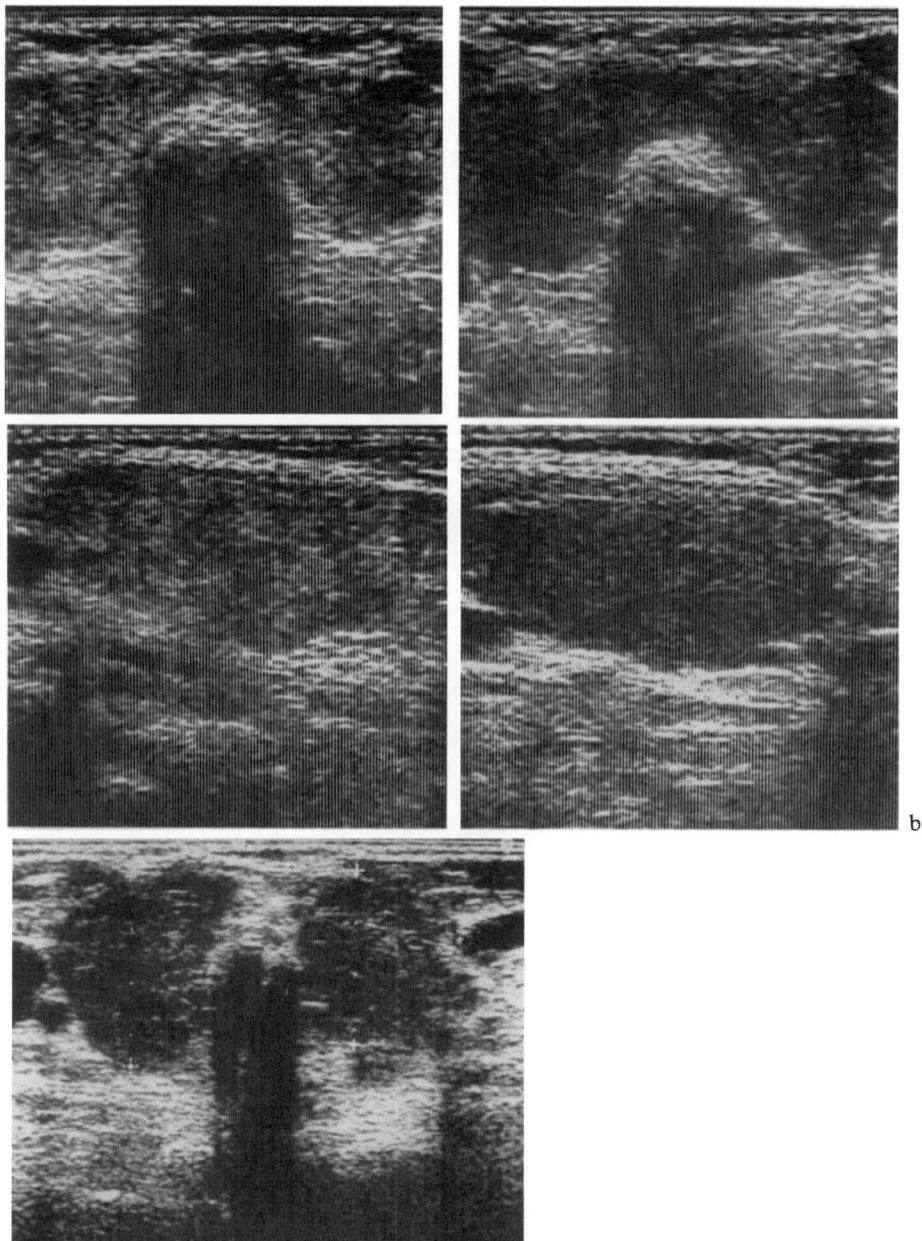

a

b

c

Abb. 47. a M. Basedow im frühen Stadium. Sonographisch erkennt man die Ballonierung der Lappen und zahlreiche kleinherdige Parenchymläsionen beidseits. *Oben* Quer-, *unten* Längsschnitt. b Typische Echoarmut des gesamten Schilddrüsenparenchyms im Vollstadium des M. Basedow nach Konfluenz der kleinherdigen Läsionen. *Oben* Quer-, *unten* Längsschnitt. c Akuter Schub eines M. Basedow. Derselbe Patient wie in b. Nochmalige Volumenzunahme

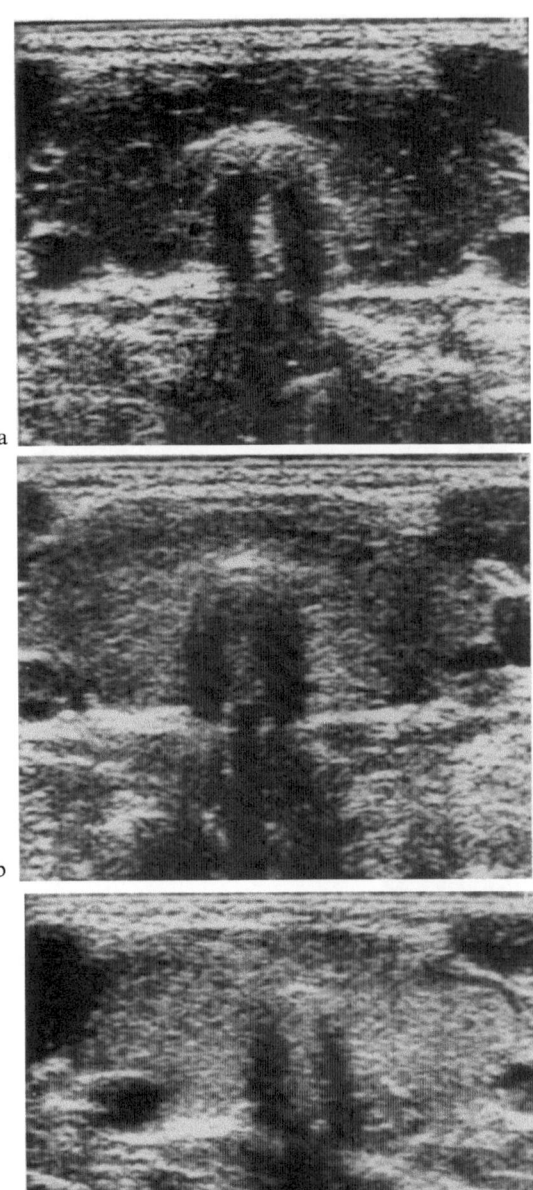

a

b

c

Abb. 48 a–c. Verlaufsserie eines M.
Basedow vom floriden Stadium bis
zum Ausheilen der Erkrankung.
Obwohl das Szintigramm im Endstadium annähernd normal erscheint, zeigen rechnergestützte
Grauwertanalysen noch beträchtliche Abweichungen vom normalen
Parenchym

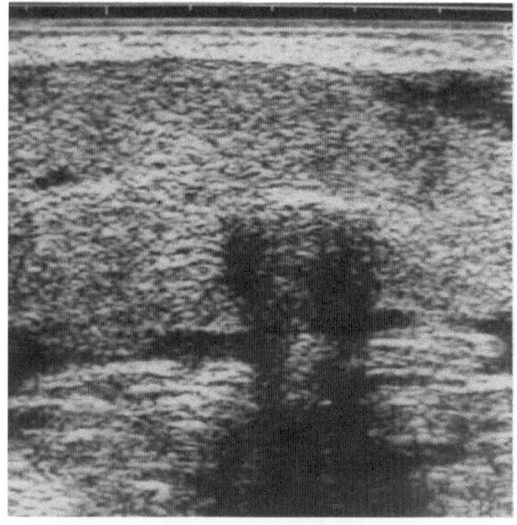

a

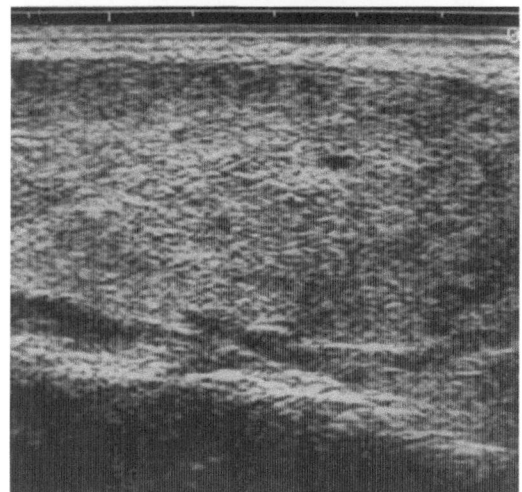

b

Abb. 49 a, b. Reflexnormaler M. Basedow. Während des Beobachtungszeitraums von 7 Jahren war die Schilddrüse nie echoarm. Auffällig war nur eine zeitweilig erhebliche Volumenzunahme des Organs. Passager deutlich erhöhter TRAK-Test, erhebliche Hyperthyreose und mäßige endokrine Orbitopathie. Multiple Rezidive. a Quer-, b Längsschnitt

Bei einem geringen Teil der Basedow-Patienten zeigt das Reflexmuster der Schilddrüse aus ungeklärtem Grund keine Echominderung (Abb. 49). In Analogie zur Thyreoiditis Hashimoto ist es möglich, daß das Sonogramm hier durch kollagene Bindegewebssträge mit hohem Reflexvermögen bestimmt wird. Zur Klärung dieser Frage sind jedoch noch weitere Untersuchungen erforderlich.

Sonographische Verlaufskontrollen beim M. Basedow können wesentlich zur Erfolgsbeurteilung der antithyreoidalen Therapie beitragen. Die Regredienz der Echoarmut weist auf eine Minderung der immunologisch bedingten Thyreozytenstimulation hin.

Es ist zu betonen, daß nach den bisherigen Untersuchungen kein Hinweis auf Korrelationen zwischen den Antikörper-Titerverläufen (TRAK, Mikrosomenfraktionen, Thyreoglobulin) und dem Sonogramm besteht; insbesondere ist darauf hinzuweisen, daß eine echoarme Basedow-Struma keinen erhöhten TRAK-Test aufweisen muß.

Das Szintigramm zeigt immer einen erhöhten Uptake, jedoch kann man aus der Kombination echoarme Schilddrüse/Hyperthyreose nicht unbedingt auf einen M. Basedow schließen. Hier muß vor allen Dingen eine Thyreoiditis Hashimoto im hyperthyreoten Stadium ausgeschlossen werden.

Bemerkenswert ist die Tatsache, daß Adenome gleich welchen Typs von der Entzündung nicht befallen werden. So findet man oft reflexnormale normo- oder makrofollikuläre Adenome in einer ansonsten echoarmen Basedow-Struma. Möglicherweise führt die Proliferationstendenz der Adenome zur Inaktivierung der TSH-Rezeptoren.

9.2.2 Thyreoiditis Hashimoto

Die Thyreoiditis Hashimoto ist eine Autoimmunerkrankung mit überwiegend organzerstörender Wirkung. Ursache und Pathomechanismus dieser Erkrankung sind nach wie vor noch nicht hinreichend geklärt. Als derzeit favorisierte Modelle gelten die Annahme einer Funktionsstörung der Suppressor-T-Zellen bzw. ein selektiver Verlust sogenannter antiidiotypischer Antikörper. Es würde zu weit führen und dem praxisbezogenen Anspruch dieses Buches nicht gerecht werden, die umfangreichen Modellvorstellungen hier zu erörtern (dazu s. Schatz u. Doniach 1984).

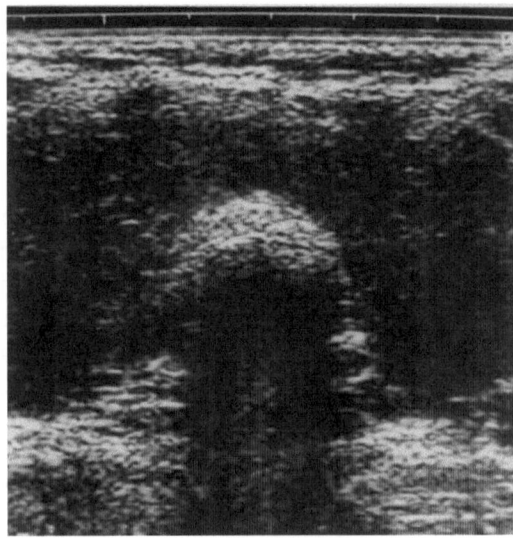

Abb. 50. Thyreoiditis Hashimoto mit ausgeprägter Echoarmut des Parenchyms. Dieser Befund ist nur eine der sonomorphologischen Erscheinungsformen der Erkrankung

Die Sonomorphologie der Thyreoiditis Hashimoto erwies sich in Langzeitstudien als ausgesprochen variabel. Die in der älteren Literatur fast ausschließlich vertretene Meinung, daß die Erkrankung immer mit einer typischen Echoarmut der Parenchymstrukturen wie in Abb. 50 einhergeht, ist falsch und muß revidiert werden. Eine definitive Trennung der zwischenzeitlich teilweise HLA-klassifizierten Varianten (hyperzellulär, atrophisch, fibrös) ist sonographisch und klinisch nach eigenen Beobachtungen schwierig und kaum möglich. Es findet sich immer ein Nebeneinander von Fibrose, Atrophie und lymphatischer Zellinvasion. Es scheint aber so zu sein, daß bei den anfänglichen Schüben verschiedene Komponenten im Vordergrund stehen. Im fortgeschritten chronischen Stadium geht die Erkrankung ausnahmslos mit einer Organverkleinerung und einer Fibrose einher.

Abbildung 51 a–c demonstriert einen Verlauf der Thyreoiditis Hashimoto vom Initialstadium bis zum Erreichen der chronischen Phase.

25.11.82

Sonogramm:	Echoarmer linker, reflexnormaler rechter Lappen.
Szintigramm:	Rechts normale, links reduzierte Nuklidanreicherung.
Punktat:	Links, normo- bis mikrofolikuläres Punktat mit erhöhter Fragilität der Thyreozyten, gleichzeitige Proliferationstendenz.
Stoffwechsel:	Euthyreote Stoffwechsellage.

27.01.83

Sonogramm:	Echoarmut des gesamten Parenchyms.
Szintigramm:	Beidseits deutlich reduzierte Nuklidspeicherung.
Stoffwechsel:	Massive Hypothyreose, TSH 50 U/ml.

01.03.83

Sonogramm:	Persistierende Echoarmut des gesamten Parenchyms, entzündliche Schrumpfung.
Punktat:	Rechts, Mesenchympartikel mit zugrundegehenden Follikeln, interstitielle lymphozytäre Reaktion mit zahlreichen aktivierten Lymphozyten und teilweiser plasmoider Transformation. Retikulumzellen und Zentrozyten als Ausdruck einer vollständigen Lymphfollikelbildung. Immunreaktion vom Typ V (zytotoxisch).
Stoffwechsel:	Hypothyreose, TSH 9,8 U/ml, TSH nach TRH 28 U/ml.
Antikörper (IHA):	Thyreoglobulin 1:400, Mikrosomenfraktion 1:1 024 000.

01.06.83

Sonogramm:	Persistierende Echoarmut beider Lappen, weitere entzündliche Schrumpfung.
Stoffwechsel:	Geringe Hypothyreose unter L-Thyroxin 100.
Antikörper (IHA):	Mikrosomenfraktionen 1:102 400.

04.10.83

Sonogramm:	Rückkehr des normalen Parenchymmusters, geschrumpftes Parenchym.
Stoffwechsel:	Euthyreose unter L-Thyroxin.
Antikörper (IHA):	Thyreoglobulin positiv, Mikrosomenfraktion 1:6400.

Daß sich die Hashimoto-Struma auch über längere Zeit als echonormale Struma darstellen kann und entsprechende entzündliche Infiltrate enthält,

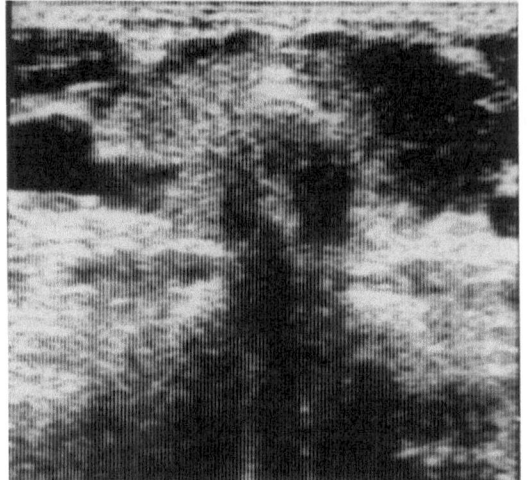

a

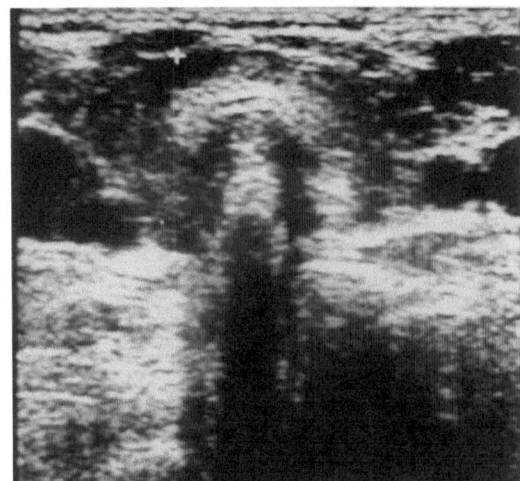

b

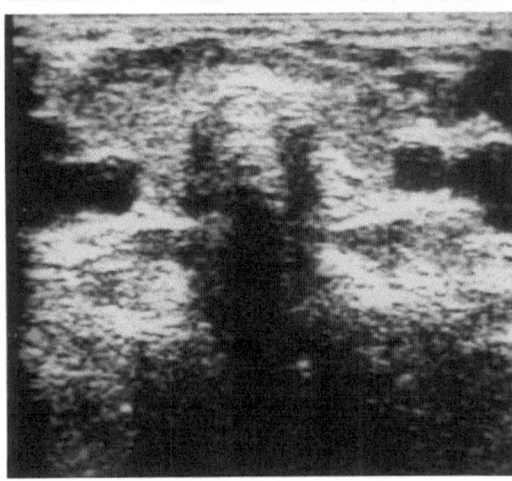

c

Abb. 51 a–c. Verlauf einer Thyreoiditis Hashimoto vom Initialstadium bis zum Erreichen der
chronischen Phase. Offenbar atro-
phische Form. a Die Schilddrüse
zeigt zunächst eine globale Volumenzunahme und eine umschriebene Echoarmut des linken Lap-
pens. b 2 Monate später kommt es
im Rahmen der zytotoxischen
Komponente der Entzündung zur
Volumen- und Echominderung des
gesamten Organs. c 11 Mo-nate
nach Beginn der Erkrankung ist
das Organ weiter geschrumpft, das
Reflexmuster ist wieder annähernd
normal. Diese Normalität des Reflexmusters scheint z. T. durch eine
neuerliche Ausbildung physiologi-
scher Parenchymstrukturen und
z. T. auch durch die Ausbildung reflexreicher intrathyreoidaler Binde-
gewebsarten bedingt zu sein

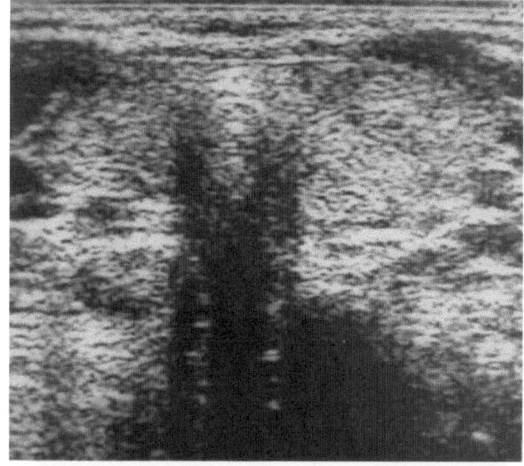

a

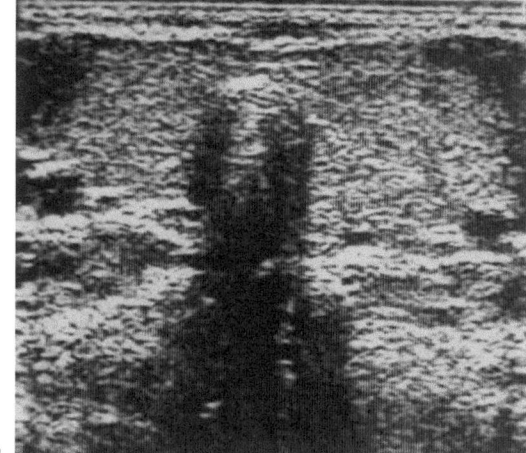

b

Abb. 52 a, b. Reflexreiche Thyreoiditis Hashimoto. Beobachtungszeitraum über 6 Jahre. Der Befund zeigte keinerlei Änderung der Sonomorphologie. Der Reflexreichtum der Schilddrüse ist durch die Ausbildung kollagener Faserbündel bedingt. Diese Form der Thyreoiditis ist offenbar durch eine fibrosierende Variante bedingt. Massive Hypothyreose. AK-Titerverlauf in Tabelle 4. Szintigraphisch im Beobachtungszeitraum kontinuierliche Abnahme des Tc-Uptakes

zeigt die Verlaufsserie in Abb. 52. Trotz starken Schwankens der in Tabelle 4 angeführten AK-Titer weisen die Lappenstrukturen keine Änderung des Reflexmusters auf.

Auch das operativ aufgearbeitete Präparat der Abb. 53 verdeutlicht, daß in reflexnormalen Lappenstrukturen ausgeprägte entzündliche Umbauvorgänge bestehen können. Histologisch fand sich beidseits, also auch im reflexnormalen linken Schilddrüsenlappen vollständig atrophisches Gewebe, in dem nur noch einzelne Follikelreste abgrenzbar waren. Es bestand beidseits eine allgemeine Sklerose mit breiten Narbenrändern und dichtem lymphoretikulärem Zellinfiltrat.

Eine weitere Form der Thyreoiditis Hashimoto ist in Abb. 54 aufgezeigt. Hier scheint es sich um eine schleichende Verlaufsform zu handeln, die durch zunehmende mottenfraßähnliche Parenchymläsionen gekennzeichnet ist.

Tabelle 4. Antikörpertiter bei Hashimoto-Thyreoiditis
(gleicher Fall wie Abb. 52)

Monat	Antikörper	
	Thyreoglobulin	Mikrosomenfraktion
3/83	1 : 6 400	1 : 25 600
4/83	1 : 25 600	1 : 6 400
8/83	1 : 1 638 000	1 : 1 638 000
10/83	1 : 102 400	1 : 102 400
2/84	1 : 102 400	1 : 204 800

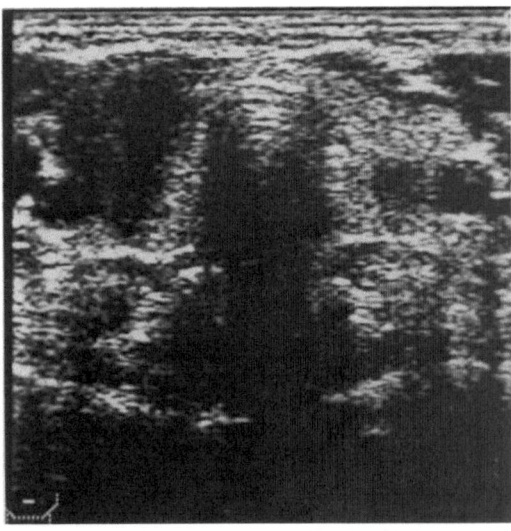

Abb. 53. Thyreoiditis Hashimoto. Das operativ aufgearbeitete Resektionspräparat zeigte nicht nur im rechten, sondern auch im linken reflexnormalen Schilddrüsenlappen massive entzündliche Infiltrate

Diese Form ist differentialdiagnostisch bisweilen nur schwer gegen andere chronische Thyreoiditiden abzugrenzen. Entscheidend sind das Ausmaß der lymphozytären Infiltration, die Bildung von Keimzentrumszellen sowie die Höhe des AK-Titers.

Die meisten Sonogramme der Thyreoiditis Hashimoto zeigen eine mehr oder weniger ausgeprägte milchglasartige globale Echominderung des Organs (Abb. 55). Dabei ist das Hervortreten der normalerweise vom Parenchym kaschierten Kapselkonturen oft ein hilfreiches diagnostisches Kriterium, das insbesondere bei fraglichen Parenchymläsionen zu ergänzenden Untersuchungen Anlaß geben sollte. Ein weiteres Kriterium, das einen Hinweis auf einen chronischen immunologischen Prozeß gibt, sind perithyreoidale Narben, die in Form von stippchenförmigen harten Reflexen in der

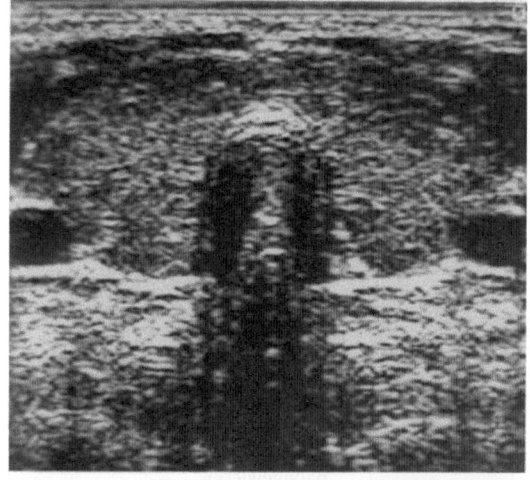

a

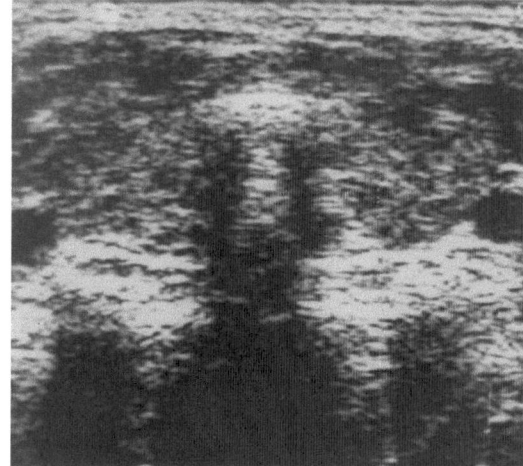

b

Abb. 54 a, b. Thyreoiditis mit langsam schleichender Parenchymdestruktion. Zwischen beiden Sonogrammen liegt ein Zeitraum von 3 Jahren. Diagnosesicherung durch Antikörpertiternachweis und zytologischen Nachweis von Keimzentren. Im Szintigramm während des Beobachtungszeitraum ständige Abnahme des Tc-Uptakes

Halsmuskulatur zu finden sind. Ein Beispiel solcher perithyreoidaler Narben gibt Abb. 56 wieder. Diese Narben können dem Operateur die Resektion der Struma erheblich erschweren und führen klinisch zu retroaurikulären Schmerzen.

Alle bisher beobachteten sonomorphologischen Veränderungen der Hashimoto-Struma müssen gegen andere Schilddrüsenerkrankungen abgegrenzt werden und sind keineswegs allein für diese Erkrankung pathognomonisch. Die globalen Parenchymveränderungen kommen auch beim Morbus Basedow vor, während die umschriebene Echoarmut von Parenchymanteilen ebenso bei der Thyreoiditis de Quervain und Karzinomen zu finden ist und insbesondere bei niedrigen Autoantikörpertitern die Differentialdiagnose erschwert.

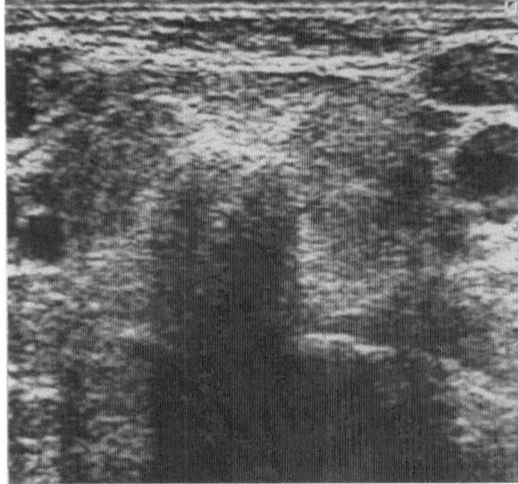

Abb. 55. Milchglasartiges Reflexmuster der Thyreoiditis Hashimoto. Diese Sonogramme wurden
bei der Erkrankung am häufigsten
nachgewiesen

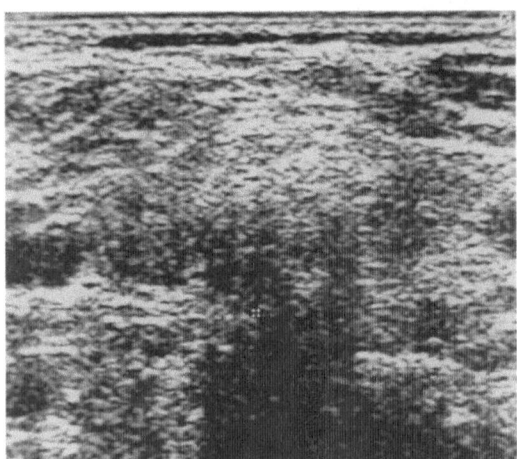

Abb. 56. Ausgiebige perithyreo-
idale Narben bei Hashimoto-Thy-
reoiditis. Diese Narben führen zu
Adhärenzen im Bereich der Zervi-
kalmuskulatur. Die betroffenen
Patienten klagen in typischer
Weise über ein periaurikuläres
Schmerzgefühl

In der Routinediagnostik gibt das Sonogramm oft den ersten Hinweis auf
eine Immunerkrankung der Schilddrüse. Die weitere Differenzierung des
Krankheitsbildes erfolgt über eine Verlaufsbeobachtung der Stoffwechsel-
lage, die Antikörpertiterbestimmung und die Anfertigung eines Punktats.
Auch die Klinik kann wertvolle diagnostische Hinweise geben; es ist jedoch
zu betonen, daß ein auffällig großer Teil der Patienten nur geringe klinische
Symptome zeigt.
    Die Bestimmung der Antikörpertiter ist insbesondere bei unzureichender
Zellausbeute im Punktat eine der wichtigsten Zusatzuntersuchungen. Da die
Titer starken Schwankungen unterliegen, initial oft niedrig sind und nicht
selten zeitversetzt zur Klinik auftreten, ist ihre mehrfache Bestimmung uner-
läßlich.

Eine Beziehung zwischen Antikörpertiter und Echomorphologie besteht nicht. Auch die in der Literatur beschriebene Beziehung zwischen Titerkonstellation und Verlaufsvariante konnte sonographisch nicht nachvollzogen werden und muß insbesondere wegen der schnell wechselnden Titerhöhen und Titerkonstellationen bezweifelt werden.

Obwohl nur bei etwa 40% der Erkrankten trotz z. T. hoher Antikörpertiter die zytologischen Leitkriterien wie Plasmazellen und Keimzentren nachzuweisen sind, findet sich doch bei ca. 60% der Patienten zumindest aufgrund der aktivierten Lymphozyten im Punktat der indirekte Hinweis auf die Immunthyreoiditis. Die Erklärung ist darin zu suchen, daß die Erkrankung vorwiegend schubweise verläuft und daß durch den fibrosklerotischen Umbau des Parenchyms nur wenig repräsentatives Material gewonnen werden kann.

Die diagnostische Wertigkeit des Szintigramms ist gering. Lediglich bei einer foudroyanten Immunreaktion (vom zytotoxischen Typ?) findet man ein supprimiertes Szintigramm. Bei über 80% der Erkrankten ließ sich eine normale bzw. eine uncharakteristisch vermehrte oder verminderte Speicherung im Scan nachweisen.

Bemerkenswert ist die Tatsache, daß die Entzündung nicht auf Adenome gleich welchen Typs übergreift. Dieses histologisch, sonographisch und szintigraphisch zu beobachtende Phänomen unterstreicht die zu Anfang des Buchs geäußerte Feststellung, daß auch die normo- und makrofollikulären Knoten klinisch als Adenome einzustufen sind, es gilt jedoch nicht für die adenomatöse Hyperplasie.

9.3 Nichtklassifizierbare Entzündungen der Schilddrüse

9.3.1 Riedel-Struma

Die Riedel-Struma ist eine außerordentlich seltene Erkrankung der Schilddrüse, die vom Autor noch nicht selbst beobachtet wurde. Frauen sollen 3mal häufiger befallen werden als Männer. Der Altersgipfel der Erkrankung liegt im 5. Lebensjahrzent. Der Krankheitsmechanismus der Riedel-Struma ist unbekannt. Pathologisch sollen Gemeinsamkeiten mit anderen sklerosierenden Erkrankungen wie der fibrösen Mediastinitis, der Retroperitonealfibrose und der Orbitafibrose bestehen. Als krankheitsbedingende Faktoren werden eine virale und immunogene Genese diskutiert.

Klinisch beginnt die Erkrankung zunächst mit einem einseitigen Schilddrüsenbefall und einer schmerzlosen Schwellung der Hals-Nackenregion. Durch zunehmende Ausdehnung des fibrös entzündlichen Prozesses kommt es zur Infiltration der Halsweichteile mit fakultativer Ummauerung der Nerven-Gefäßstraße, der Trachea und des Ösophagus.

Der Verlauf soll selbstlimitierend sein. Jahrelange Verlaufsformen sind bekannt. Charakteristische Veränderungen von Laborparametern wurden bisher nicht publiziert.

Histologisch wird die Schilddrüse von Lymphozyten und Plasmazellen infiltriert. Im Zuge der Krankheitsexazerbation kommt es zur Durchsetzung des Organs mit bindegewebigen Septen, die ihren Ausgang von der Kapsel nehmen. Im Terminalstadium ist das Schilddrüsenparenchym weitgehend durch hyalines Bindegewebe durchsetzt.

Das bisher veröffentlichte Bildmaterial der Riedel-Struma zeigt ausnahmslos eine Echominderung der Parenchymstrukturen. Es ist jedoch denkbar, daß es reflexreichere Formen im Zuge einer Ausbildung von kollagenen Faserbündeln gibt.

Das Szintigramm zeigt in Abhängigkeit vom Stadium der Erkrankung eine zunehmende Reduktion des TC-Uptake.

10 Maligne Erkrankungen der Schilddrüse

10.1 Allgemeine Malignitätskriterien

Trotz aller Anstrengungen in der Weiterentwicklung der Sonographiegeräte und der Abklärung der Sonomorphologie ist und bleibt der Tastbefund das wichtigste Hilfsmittel in der Diagnose maligner Schilddrüsenprozesse. Alle von uns diagnostizierten Karzinome wurden bereits aufgrund des Tastbefundes richtig zugeordnet, und es ist immer wieder erschreckend, erleben zu müssen, wie viele Ärzte dieses einfache Hilfsmittel bei der sonographischen Diagnostik nicht mehr berücksichtigen. Damit sei natürlich nicht behauptet, daß die Sonographie keine erhebliche Bereicherung für die Diagnose der tumorösen Schilddrüsenveränderungen ist. Maligne Veränderungen sind derb und höckrig, eine fehlende Verschieblichkeit der Schilddrüse weist auf ein kapselüberschreitendes Tumorwachstum hin. Nach unseren Erfahrungen wird der charakteristische Tastbefund lediglich durch die Struma lymphomatosa Hashimoto imitiert. Bei der Thyreoiditis de Quervain, die sonomorphologisch im Initialstadium durchaus fokale Tumorläsionen nachahmen kann, besteht im Gegensatz zu Tumoren eine Schmerzsymptomatik. Mikrofollikuläre Adenome, auch größere, sind nur gering konsistenzvermehrt, und erst bei größeren Einblutungen kann es zu perifokalen und perithyreoidalen konsistenzvermehrenden Vernarbungen kommen.

Sonographisch gibt es im Grunde nur ein sicheres Kriterium, das die Malignität eines Schilddrüsenprozesses erkennen läßt. Es ist das kapselüberschreitende Tumorwachstum. Alle anderen sonographischen Veränderungen finden sich auch bei adenomatösen bzw. entzündlichen Prozessen. Der echoarme Randsaum, Konturunregelmäßigkeiten von echoarmen Knoten wie in Abb. 57, Schallabschwächungen, zystische Umwandlungen, Einblutungen, Verkalkungen und vergrößerte zervikale Lymphknoten sind sowohl bei Karzinomen als auch bei Adenomen bzw. Entzündungen nachweisbar. Auch ein reflexreiches Echomuster kann bisweilen bei Tumoren beobachtet werden.

Karzinome können eine verstärkte inkretorische Aktivität und somit im Szintigramm eine vermehrte Nuklidanreicherung aufweisen. Diese Befunde sind allerdings außerordentlich selten.

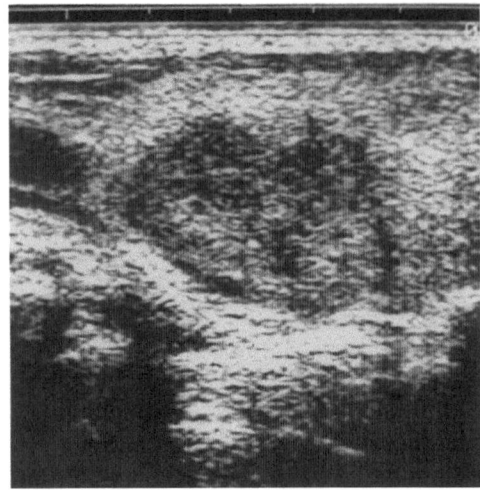

Abb. 57. Unregelmäßig berandetes mikrofollikuläres Adenom mit zentralem dyszirkulatorisch bedingtem sklerosierendem Ödem. Im Rahmen einer erhöhten Proliferationstendenz der Thyreozyten ist es zu subnodulären Regeneraten im Randbezirk des Adenoms gekommen. Keine Malignität!

10.2 Sonomorphologie der Schilddrüsenkarzinome

Schilddrüsenkarzinome sind selten. Bedenkt man, daß ihre Inzidenz bei jährlich etwa 1–3 pro 100 000 Einwohnern liegt, so werden in den einzelnen Instituten im Großraum Aachen nur 2–4 Karzinome jährlich primär diagnostiziert. Auch in den Universitätskliniken besteht oft keine große Erfahrung mit der Sonomorphologie der Karzinome, da die Patienten in der Regel erst nach der Primärtherapie in die überregionalen Zentren zur Radiojod- oder Strahlentherapie überwiesen werden. So ist das zur Verfügung stehende Bildmaterial bei den vielen Tumorentitäten, die in der Schilddrüse entstehen können, relativ begrenzt. Auf eine Abhandlung der Sarkome etc. wird daher auch verzichtet.

Tabelle 5 gibt eine Übersicht über die Einteilung der Tumorentitäten. An allen primären Tumorentitäten sind die follikulären und papillären Karzi-

Tabelle 5. Übersicht über die Schilddrüsenkarzinome. (Nach Krüskemper et al. 1985.)

1	Karzinome
1.1	Karzinome der Thyreozyten
1.1.1	Differenziert
1.1.1.1	follikulär
1.1.1.2	papillär
1.1.2	Undifferenziert
1.1.2.1	spindelzellig
1.1.2.2	polymorphzellig
1.1.2.3	kleinzellig
1.2	Karzinome der C-Zellen
1.3	Plattenepithelkarzinom

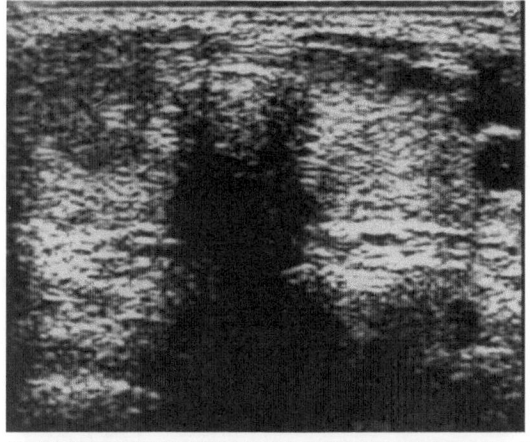

a

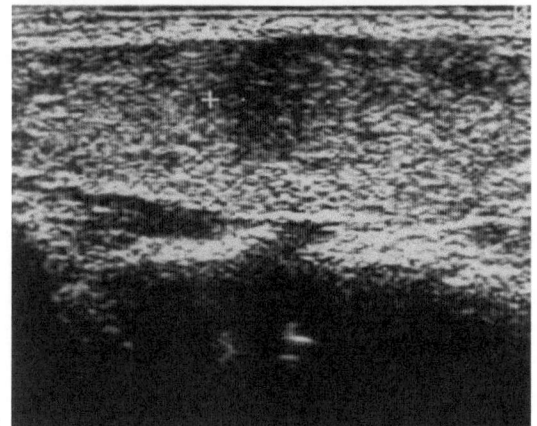

b

Abb. 58 a, b. C-Zell-Karzinom mit Infiltration der ventralen Hals-weichteile. Die Frage des extra-kapsulären Wachstums von Tu-moren läßt sich durch den Schluckversuch oft in einfacher Weise klären. Querschnitt (a), Längsschnitt (b)

nome mit einem Prozentsatz von je 35–40% beteiligt, der Prozentsatz der undifferenzierten Karzinome liegt bei etwa 15%, während sich der Prozent-satz der C-Zell-Karzinome nur noch auf 3–4% beläuft.

Entsprechend dem Karzinomstaging muß die zervikale Sonographie fol-gende Parameter abklären:

- Größe des Karzinoms (mehr/weniger als 1 cm),
- Lokalisation des Karzinoms (Isthmus/Lappen),
- Intra-/extrakapsuläres Wachstum,
- Multifokale Karzinomherde,
- Zervikale Lymphknotenmetastasen.

Bei Beantwortung dieser Fragen kann ein komplettes Staging des Lokalbe-fundes erfolgen. Das extrakapsuläre Tumorwachstum ist oft nur schwierig festzustellen. Liegt der Tumor an der Vorderwand wie beim C-Zell-Karzi-nom der Abb. 58, so ist der Tast- und Schluckversuch zur Klärung der Frage oft aussagekräftiger.

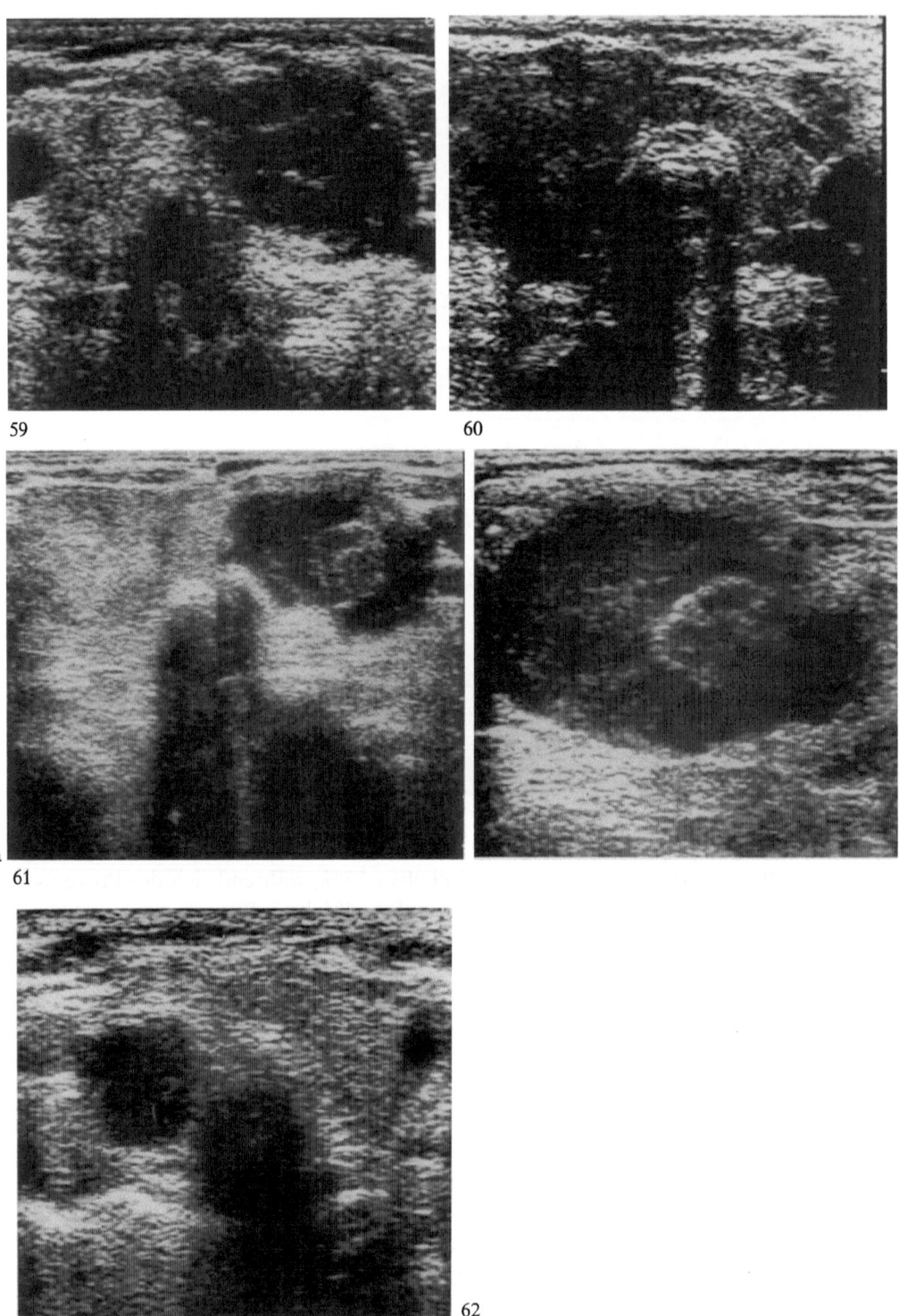

59

60

a

61

62

Die Sonomorphologie der Schilddrüsenkarzinome ist relativ monoton, und die einzelnen Entitäten weisen keine wesentlichen Differenzen auf. Dennoch lassen sich 3 sonomorphologisch differente Tumorerscheinungsformen unterscheiden:

- uni- oder multifokale echoarme Herde mit scharfer Abgrenzung,
- diffuse kleinherdige echoarme Läsionen mit Vergrößerung der Lappenvolumina,
- echoreiche Karzinome.

Die uni- oder multifokalen echoarmen Herde stellen die Mehrzahl der Schilddrüsentumoren dar. Sie sind in Abb. 59–62 exemplarisch dargestellt. Häufig enthalten sie Verkalkungen.

Die diffus infiltrienden Karzinome (Abb. 63 und 64) sind schon relativ selten. Sie neigen offenbar zur Ausbildung reflexreichen dichten Bindegewebes, das intakte Follikel vortäuschen kann.

Die echoreichen Formen wurden vom Autor noch nicht beobachtet. In Analogie zur Thyreoiditis Hashimoto ist es jedoch durchaus denkbar, daß das Sonogramm dieser Tumorformen durch die Ausbildung reflexreicher kollagener Bindegewebsstränge bestimmt wird.

Das Szintigramm kann insbesondere bei den fokalen Tumorentitäten jedes Speichermuster annehmen. In densitometrischen Untersuchungen konnte bewiesen werden, daß die entarteten Thyreozyten durchaus eine vermehrte inkretorische Aktivität aufweisen können.

Abb. 59. Papilläres Schilddrüsenkarzinom mit Infiltration der Kapsel

Abb. 60. Follikuläres Schilddrüsenkarzinom mit Infiltration der Kapsel und beider Schilddrüsenlappen. Der rechte Lappen ist subtotal tumorös zerstört. Das Karzinom ist aus einem mikrofollikulären Adenom hervorgegangen, das über 4 Jahre beobachtet wurde. Bereits bei der ersten der 3 Punktionen fiel eine heterochromatische Verdichtung der Zellkerne als Ausdruck einer gesteigerten Proliferationstendenz auf

Abb. 61 a, b. Längs- (a) und Querschnitt (b) eines anaplastischen, überwiegend spindelzelligen, teils aber auch riesenzelligen Karzinoms. Das Karzinom ist aus einem mikrofollikulären Adenom entstanden. Die malignen Zellelemente sind durchschnittlich 35 μm groß und erklären die Echoarmut des Karzinoms

Abb. 62. Querschnittsonogramm eines anaplastischen Schilddrüsenkarzinoms im rechten Schilddrüsenlappen. Der Tumor war bereits ausgiebig in die rechtszervikalen Lymphknoten metastasiert

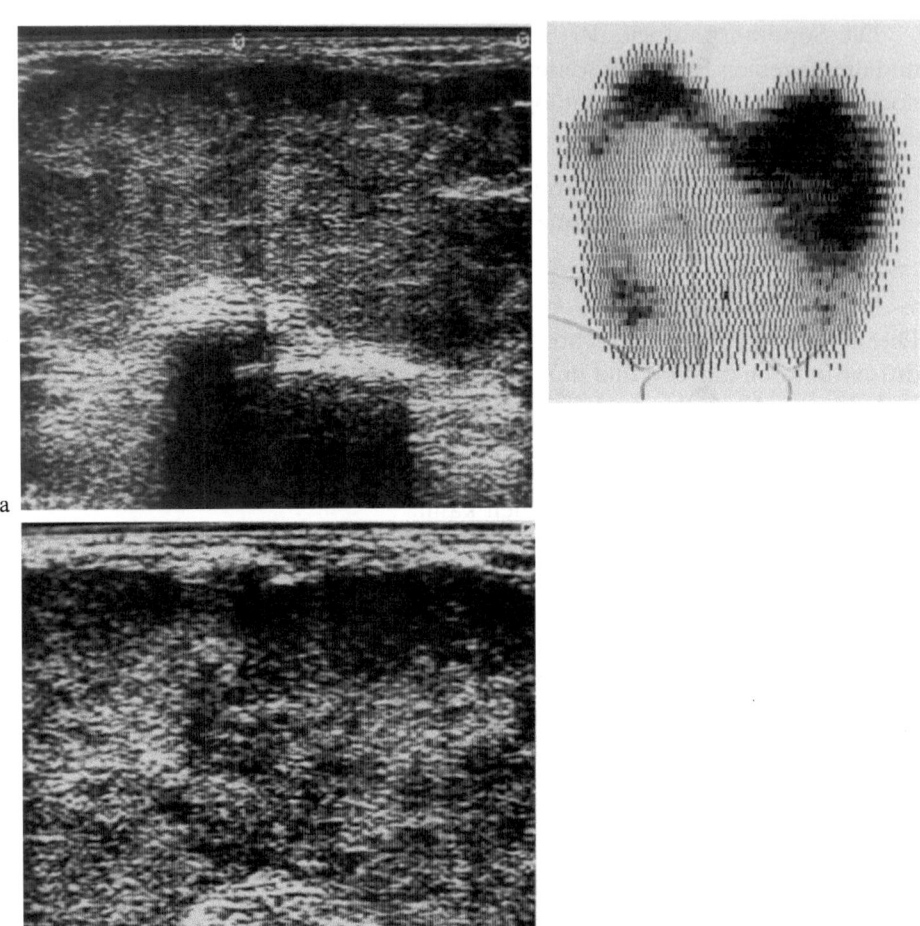

Abb. 63 a–c. Sonogramm (a, b) und Szintigramm (c) eines diffus infiltrierenden und multizentrisch wachsenden follikulären Karzinoms. Kapsel an mehreren Stellen durchbrochen. Das Karzinom entstand aus einem mikrofollikulären Adenom, das bereits seit 1979 beobachtet und regelmäßig punktiert wurde. Das Karzinom entwickelte sich zwischen 1983 und 1984. Tastbefund bis 1984 immer weich. Da eine derartige Entartung eines mikrofollikulären Adenoms mehrfach beobachtet wurde, ist es ratsam, die größeren Adenome dieses Typs zu exstirpieren. Die echoreichen kleinherdigen Strukturen im Karzinom (Ausschnittvergrößerung b) scheinen z. T. durch histologisch verifizierte umfangreiche narbige Septen bedingt zu sein

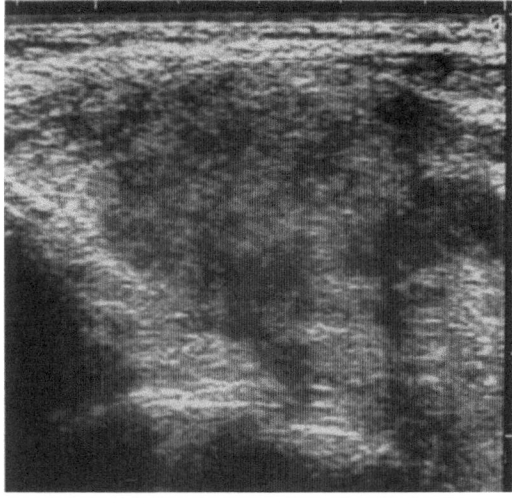

Abb. 64. Diffus infiltrierendes follikuläres Karzinom

10.3 Schilddrüsenmetastasen

Der Anteil an Metastasen liegt bei 2–17% der malignen Schilddrüsenerkrankungen. In unserem eigenen Patientengut liegt dieser Prozentsatz deutlich
unter 5%, und man hat den Eindruck, daß die Zahl der Schilddrüsenmetastasen durch die modernen onkologischen Therapiemaßnahmen deutlich zu-
rückgeht. Die Verteilung der Metastasen ist in Tabelle 6 wiedergegeben.

Tabelle 6. Verteilung der Schilddrüsenmetastasen.
(Nach Schauer 1984)

	[%]
Bronchialkarzinome	26,8
Maligne Lymphome	19,4
Mammakarzinome	18,3
Gastrointest. Karzinome	7,5
Nierenkarzinome	6,5
Tumoren anderer Lokalisation	21,5

Bisher wurden nur echoarme Schilddrüsenmetastasen beobachtet. Obwohl sie prinzipiell bei größerer Ausdehnung Schilddrüsenkarzinome imitieren, scheint es doch so zu sein, daß die kleineren Metastasen weniger echoarm
und schlechter in der Schilddrüse abzugrenzen sind als die Karzinome. Sie
erscheinen mehr diffus (Abb. 65).
    Szintigraphisch zeigen die Metastasen ab einer entsprechenden Größe ein
vermindertes Speichermuster.

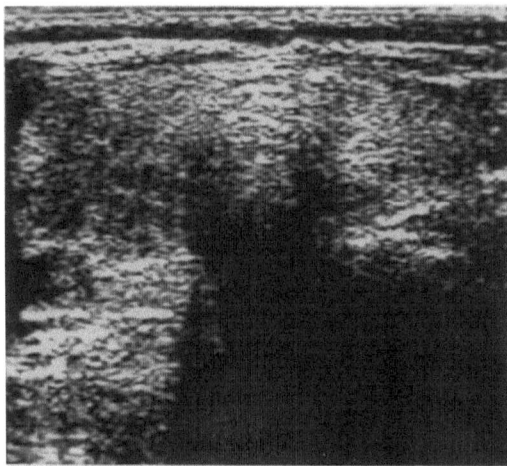

Abb. 65. Metastase eines malignen Melanoms im rechten Schilddrüsen-lappen. Die Metastasen sind häufig nur schlecht gegen gesundes Ge-webe abgrenzbar. Es besteht jedoch eine derbe Konsistenz des Knoten-areals, die im Zusammenhang mit den übrigen klinischen Parametern wegweisend für die Diagnose ist

10.4 Lymphome

Primäre Lymphome der Schilddrüse sind sehr selten. Häufig ist jedoch eine sekundäre Beteiligung der Schilddrüse im Rahmen zervikal manifestierter Non-Hodgkin-Lymphome zu beobachten. Die Beteiligung der Schilddrüse kann dann entweder durch fokale Herde im Parenchym (Abb. 66) oder durch

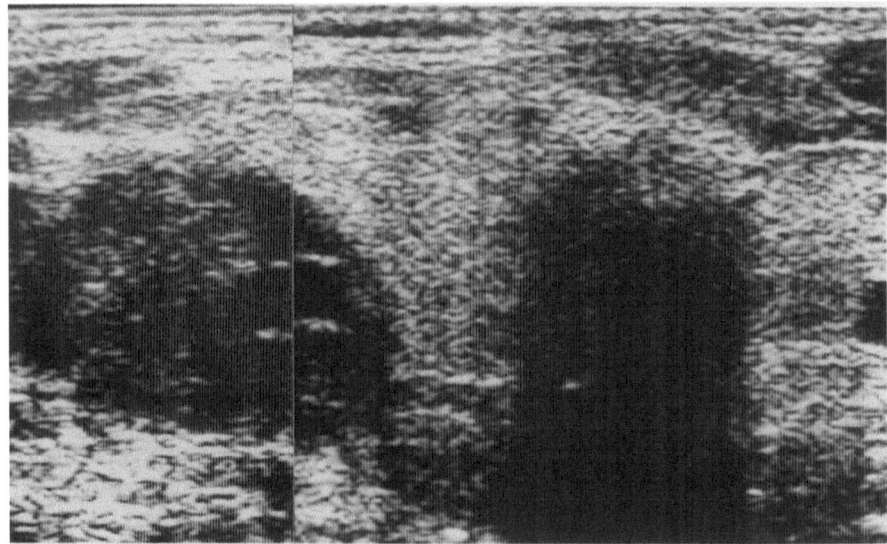

Abb. 66. Befall der Schilddrüse im Rahmen eines Non-Hodgkin-Lymphoms. Eine Mitbeteili-gung der Schilddrüse bei diesen Lymphomen wird nicht selten nachgewiesen

einen Einbruch potentieller Lymphome der Vena-jugularis-interna-Gruppe in die Schilddrüse erfolgen. Sonomorphologisch weisen beide Befallsformen ein reflexarmes Echomuster auf.

Szintigraphisch zeigen die Lymphomherde ab einer entsprechenden Größe eine verminderte Nuklidanreicherung.

11 Technik und Indikation der Punktion

Nach unseren Erfahrungen hat die Punktion eine hohe Treffsicherheit, die bei ca. 80% liegt, wenn sie richtig durchgeführt wird. Die Qualität des Punktats wird durch zwei Faktoren bestimmt, nämlich durch die Gewinnung einer repräsentativen Anzahl an Thyreozyten und die Entnahme des Aspirats aus mehreren Bezirken.

Die Gewinnung eines repräsentativen Punktats mit mindestens 350 Thyreozyten läßt sich in einfacher Weise durch die Kombination einer (gelben) 1-Nadel mit einer 5-ml-Spritze verwirklichen. Ein spezielles Aspirationsbesteck ist nicht erforderlich. Mit dieser Nadel-Spritzenkombination haben wir bis zu 5000 Thyreozyten aspirieren können, so daß neben der Zytologie oft auch eine Histologie möglich wurde. Eigene Versuche mit anderen Spritzen-Nadel-Kombinationen haben gezeigt, daß bei einer größeren Spritze neben Probleme mit der Handhabung oft eine ungewollte Aspiration des Punktats in den Spritzenraum erfolgt, und daß kleinere Nadeln einen zu hohen Aspirationswiderstand aufweisen. Darüber hinaus neigt das Aspirat bei kleineren Nadeln zum schnellen Verkleben. Dieser Tendenz kann man im übrigen vorbeugen, wenn man die Nadel zuvor mit einer gerinnungshemmenden Substanz, z. B. Natriumzitrat durchspült.

Trotz des relativ großen Nadeldurchmessers ist es bei mehreren tausend Punktionen nie zu einer Komplikation gekommen. Bei einer versehentlichen Punktion der A. carotis genügt eine Kompression über einige Minuten. Grundsätzlich sollte jede Punktionsstelle im Anschluß an die Nadelentfernung kurz komprimiert werden. Eine Punktion der Trachea ist ungefährlich.

Ob die neuen Punktionsschneidenadeln wirkliche Vorteile zur Diagnostik suspekter Gewebsbezirke bringen, bleibt dahingestellt. Auf jeden Fall ist es unerläßlich, die Gewebsbezirke sternförmig zu punktieren, um neben der Zellrepräsentanz auch eine ausreichende Lokalrepräsentanz zu erhalten. Im übrigen hat sich gezeigt, daß Tumorzellen locker im Gewebsverband liegen und somit relativ leicht aspiriert werden können.

Das sternförmige Punktieren hat so zu erfolgen, daß das Zellmaterial aus den intakten Randbezirken entnommen wird. Die schlechter ernährten zentralen Knotenabschnitte enthalten häufig nicht verwertbares nekrotisches Zellmaterial.

Das Punktat sollte nicht dem nächsterreichbaren Pathologen, sondern dem Spezialisten überlassen werden, der auch tatsächlich eine ausreichende Anzahl an Punktaten erhält und somit über genügend Erfahrung verfügt.

Eine verbindliche Regel für eine Auswahl der zu punktierenden Befunde gibt es nicht. Unter dem Aspekt der statistischen Malignitätswahrscheinlichkeit sollten jedoch immer echoarme kalte und größere echoarme warme Knoten durch ein Punktat abgeklärt werden. Mindestens 98% der malignen Schilddrüsenerkrankungen sind echoarm und weisen eine verminderte Speicheraktivität auf.

12 Zytologische Diagnostik (W. Wessel)

Die Punktionszytologie nimmt in der Schilddrüsendiagnostik einen festen Platz ein. Sie beschränkt sich heute nicht mehr nur auf die Dignitätsabklärung kalter Knoten. Um ihre Informationsmöglichkeiten voll ausschöpfen zu können, müssen Ausstriche und Begleitzettel jedoch bestimmte Voraussetzungen erfüllen:

- Dünne Ausstriche ohne starke Verklumpungen,
- mehr als 350 Thyreozyten pro Ausstrich,
- sofortige Fixierung mit Merckofix-Spray, um Schrumpfungsartefakte zu verhindern,
- zusätzliche klinische Informationen über sonographische und szintigraphische Besonderheiten sowie Konsistenz des Punktionsareals.

Die Zellzahl von 350 Thyreozyten pro Präparat ist gering, wenn man bedenkt, daß ein Kubikmillimeter mikrofollikulär aufgebauten Schilddrüsengewebes 1,5 Millionen Zellen enthält.

Die in der Zytologie sonst übliche Papanicolaou (PAP)-Färbung ist zwar für eine Dignitätsdiagnostik, nicht aber für die Funktionsbeurteilung endokriner Zellen geeignet. Aus diesem Grunde haben sich die Hämatoxilin-Eosin (HE)-Färbung oder eine stark differenzierte PAS-Färbung bewährt. Vor allem die PAS-Färbung erlaubt durch eine distinkte Chromatinfärbung der Zellkerne und durch eine hohe Avidität des Kolloids für schwefelsaures Fuchsin eine exakte Wertung der Zelldignität sowie der Menge und des Zustands des Kolloids.

Eine erhöhte Proliferation der Thyreozyten ist durch verdichtete, d. h. hyperchromatische Zellkerne gekennzeichnet, die fast die Dichte der Lymphozyten besitzen und bei schlechter Fixierung mit diesen verwechselt werden können. Bezüglich der Dignität von Thyreozyten ist zu berücksichtigen, daß eine Anisokaryose durch allmählich zunehmende Tetra- und Oktoploiden der Zellen mit zunehmendem Alter häufiger wird.

Dyskaryosen, die in der Zytologie als ein Kriterium für einen malignen Prozeß gelten, können durch eine entzündlich oder trophisch gestörte Regeneration gebildet werden und sind darum vorsichtig zu beurteilen, um nicht zu falsch-positiven malignen Befunden zu kommen. Die stark proliferativen Thyreozyten enthalten relativ wenig Zytoplasma um den schon erwähnten heterochromatisch verdichteten Zellkern.

Bei der Funktionsdiagnostik der Thyreozyten sind mehrere Faktoren zu berücksichtigen (Tabelle 7).

Tabelle 7. Grundphänomene für die Bewertung der inkretorischen Aktivität der Thyreozyten

1. Zelldurchmesser größer 10 µm
2. Euchromatische Auflockerung der Zellkerne (funktionelles Kernödem)
3. Verstärktes Auftreten von Mikrovilli
4. Lysosomale Zytoplasmagranulierung bei leicht basophil tingiertem Zytoplasma
5. Verstärkte Endozytose

Die Thyreozyten weisen bei einer erhöhten inkretorischen Aktivität einen relativ großen Zellkern von 5 µm Durchmesser und eine euchromatische Auflockerung der Zellkerne mit feiner Chromatinverteilung auf. Der Zytoplasmasaum ist vergrößert und enthält lysosomale Strukturen, die ihm eine feingranuläre Struktur verleihen. Diese lysosomalen Strukturen besitzen eine Mischfarbe bei der HE-Färbung, da sie neben Eosin auch Hämatoxylin binden. Durch diese doppelte Farbstoffaufnahme unterscheiden sich die granulären Zytoplasmaanteile von onkozytären Zellen, die in ihrem Erscheinungsbild ebenfalls fein granuliert sind. Substrat dieser Granulierung sind vermehrte Mitochondrien, die eine reine Eosinbindung ohne Beteiligung von Hämatoxylin besitzen.

Die Chromtinverteilung und Farbstoffbindung der Zellkerne lassen sich mit einem Oszillographen objektivieren, indem man die Thyreozyten über eine Fernsehkamera auf einem Monitor abbildet und die densitometrische Kurve in einem Oszillographen darstellt. Die hochaktiven Thyreozyten bilden dabei durch die gleichmäßige Chromatinverteilung und die euchromatische Auflockerung (funktionelles Kernödem) einen glatten Kurvenverlauf ohne stärkere Maxima und Minima bei insgesamt niedrigem Farbstofflevel. Die Kernmembran läßt bei frisch fixierten Thyreozyten noch vermehrt Mikrovilli erkennen, die ebenfalls auf eine erhöhte Funktion der Zellen hinweisen.

Für die Beurteilung der Funktion besitzt das Kolloid ebenfalls eine große Bedeutung. Ein intensives eosinfärbbares oder stark PAS-positives Kolloid weist auf eine geringe Kolloidausschüttung, d. h. auf eine geringe Hormonaktivität hin. Die Kombination von aktivierten Thyreozyten und stark färbbarem Kolloid ist charakteristisch für Thyreostatika, bei denen die Thyreozyten einen aktivierten Aspekt erkennen lassen, während die Kolloidaktivierung bzw. -ausschüttung vermindert ist. In solchen Fällen fällt gleichzeitig die zytostatische Wirkung der Thyreostatika durch regressive Veränderungen, vor allem eine hydroptische Ballonierung der Zellen, auf.

Die Punktionszytologie erlaubt bei guter Zellfixierung auch die Diagnostik von Entzündungsvorgängen. Wie Erfahrungen in der Histologie zeigen,

begegnen wir als häufigster Entzündung nicht etwa immunologisch ausge-
lösten Thyreoiditiden, sondern reaktiven resorbierenden interstitiellen Entzündungen, die durch lebhafte Umbauvorgänge des Parenchyms bedingt
sind. Morphometrische Messungen zeigen, daß der Mesenchymanteil, der in
der normalen Thyreoidea unter 5% liegt, stellenweise 20% erreicht. Dabei
kommt es zu einer interstitiellen Fibrosierung und zu größeren Narbenbil-
dungen. Diese reaktiven Fibrosierungen werden auch durch Einblutungen
induziert und sind häufig Ursache von Umgebungsverwachsungen, die dem
Chirurgen die operative Herauslösung der Thyreoidea erschweren können.

Das Auftreten immunozytisch aktivierter Lymphozyten im Punktataus-
strich weist auf eine lymphozytäre Thyreoiditis hin, die entweder fokal als
Begleitthyreoiditis etwa bei Virusinfekten oder auch diffus als Immunthyreoiditis auftreten kann. Lassen sich zusätzlich Zentrozyten oder Zentroblasten in größerer Zahl nachweisen, so geht der Befund über eine lymphozytäre
Thyreoiditis hinaus in Richtung auf eine lymphomatöse Thyreoiditis Hashimoto.

Gelegentlich wird eine Thyreoiditis, welche das lobulierte Schilddrüsengewebe betrifft, einer Strumitis gegenübergestellt, die sich auf Entzündungs-
vorgänge innerhalb von Adenomen bezieht.

Bei einer Struma lymphomatosa Hashimoto sind im normofollikulären
Verband liegende Thyreozyten mit immunozytisch aktivierten Lymhozyten,
Zentroblasten und Zentrozyten sowie kollagene Faserbündel mit Hyalinisie-
rungstendenz zu finden.

In Tabelle 8 sind Art der Entzündung und zugehöriges zytologisches
Substrat zusammengestellt.

Tabelle 8. Thyreoiditis in der zytologischen Diagnostik

Art der Entzündung	Zytologisches Substrat
Reaktive resorbierende fibrosierende Strumitis nach Parenchymumbau, regressiven Vorgängen, Einblutungen	Histiozysten, Lymphozyten, Mesenchympartikel, Hämosiderin
Eitrige Thyreoiditis	Granulozyten mit Zerfallstendenz
Granulomatöse Thyreoiditis de Quervain	Histiozyten, Riesenzellen, Plasmazellen
Invasiv-sklerosierende Thyreoiditis (Riedel)	„Trockenes Punktat", Kollagenpartikel mit Hyalinisierung
Lymphozytäre Thyreoiditis a) fokal eng begrenzt (Begleitthyreoiditis; sek. Immunreaktion?) b) herdförmig verteilt	Immunozyt. aktivierte Lymphozyten neben Parenchympartikeln
Lymphomatöse Thyreoiditis Hashimoto	Immunozyt. aktivierte Lymphozyten, Zentrozyten Zentroblasten, evtl. Thyreozyten mit inkretor. Aktivierung

Bei einem Morbus Basedow würden wir die Kombination von Thyreozyten mit erhöhter inkretorischer Aktivität, immunozytisch aktivierter Lymphozyten und Retikulumzellen erwarten, die Teile von Pseudolymphfollikeln sind.

Bei der Bewertung der Punktionszytologie gilt in allen Fällen, daß die Sicherheit der Diagnose proportional zur Zahl der zur Verfügung stehenden Zellen steigt. Gute Punktate mit zusammenhängenden Parenchymbrücken erlauben eine nahezu ausschließlich histologische Diagnose.

Literatur

Assenmacher S (1981) Quantitative mikroangiographische Messungen zur Gefäßversorgung der verschiedenen histologischen Schilddrüsenadenome. Dissertation, Universität Bonn

Krüskemper HL, Josef K, Köbberling G, Reinwein D, Schatz H, Seif FJ (1985) Klassifikation der Schilddrüsenkrankheiten. Intern Welt 8:47–49

Maier R (1984) Ultraschalldiagnostik der Schilddrüse. Schattauer, Stuttgart New York

Schatz H, Doniach D (1984) Autoimmunität bei Schilddrüsenerkrankungen. Thieme, Stuttgart New York

Schauer A (1984) Pathogenese und pathologische Anatomie. In: Becker HD, Heinze HG (Hrsg) Maligne Schilddrüsentumoren. Springer, Berlin Heidelberg New York, S 2–61

Scheidt W von (1981) Morphometrische und densitometrische Untersuchungen an Schilddrüsenadenomen des Menschen. Dissertation, Universität Bonn

Sachverzeichnis

Adenom
–, autonomes 34, 37
–, embryonales 19, 20
–, großzelliges eosinophiles 19, 20
–, Hürthel-Zell 19, 20
–, makrofollikuläres 16–19
–, –, Differentialdiagnose 17
–, –, Entartungsgefahr 19
–, –, Follikelgröße 16
–, –, Kolloidpseudozysten 17, 21–25
–, –, Nuklidanreicherung 17, 32–39
–, –, Reflexmuster 17
–, mikrofollikuläres 11–14
–, –, Differentialdiagnose 11
–, –, Entartungsrisiko 14
–, –, Follikeldurchmesser 11
–, –, Nuklidanreicherung 13, 14, 32–39
–, –, Reflexmuster 11
–, –, Riesenkapillaren 11
–, –, Sklerosen 11, 29
–, –, Vaskularisation 11
–, normofollikuläres 14–16
–, –, Differentialdiagnose 15
–, –, Entartungsrisiko 16
–, –, Follikeldurchmesser 16
–, –, Nuklidanreicherung 16, 32–39
–, –, Reflexmuster 14
–, papilläres 19, 20
–, szintigraphisches Verhalten 32–39
–, trabekuläres 13, 19, 20
–, tubuläres 13, 19
Adenombegriff 8
Aktivitätsanreichung s. Nuklidanreicherung
Autonomie
–, diffuse s. disseminierte
–, disseminierte 40–42
–, – Nuklidanreicherung 41, 42
–, – Reflexmuster 40
–, multifokale kleinherdige 40–42
–, – Nuklidanreicherung 41, 42
–, – Reflexmuster 40, 41

Blutung 25–27
–, Blutungsquellen 25
–, Reflexmuster 25
–, resorbierende Entzündungen 27

Dyskariosen 70

Fibrosen 27–29
–, hyaline 27
–, kollagene 29
–, Reflexmuster 27–29
–, Ursachen 27
Follikelgrößen 4

Karzinom 60–65
–, Reflexmuster 63
–, Staging 61
–, Tastbefund 59
–, Tumorentitäten 60
Kautschukkolloidpseudozysten 21, 22, 24
Kolloidpseudozysten 21–25

Lymphome 66, 67
Lymphpseudozysten 21–25

Makrofollikel 4
Malignitätskriterien 59
Metastasen 65
Mikrofollikel 4
Morbus Basedow 46–50
–, Antikörper 46
–, Reflexmuster 46–49

Normalbefund 5
Normofollikel 4
Nuklidanreicherung 32–39
–, indifferente 36
–, vermehrte 37–39
–, verminderte 34, 35

Proliferationstendenz 32, 33
Psammomkörperchen 30
Punktion 68, 69
–, Komplikationen 68
–, Technik 68

Randsaum, echoarmer 8–11
Riedelstruma 57, 58

Suppressionsszintigramm 34

Thyreoiditis   43–47, 72
–, akute   45
–, bakterielle   45
–, Hashimoto   50–57
–, – Differentialdiagnose   55
–, – Reflexmuster   51–54
–, – Szintigramm   57
–, – Varianten   51
–, – zytologische Leitkriterien   57, 72
–, de Quervain   43–45
–, – Differentialdiagnose   44
–, – Reflexmuster   43, 44
–, – Therapie   45

–, – Verlaufsform   43
–, – zytologische Diagnostik   72
Thyreone   40

Untersuchungstechnik   1

Verkalkungen   30
–, Karzinome   30

Zysten   21
Zytologie   70–73
–, Funktionsbeurteilung   70, 71
–, Voraussetzungen   70

H. Lutz, Bayreuth

Ultraschallfibel Innere Medizin

2. völlig überarb. Aufl. 1989. X, 175 S., 244 Abb., 13 Tab. Brosch. DM 98,– ISBN 3-540-15399-3

Acht Jahre Weiterentwicklung der Ultraschall-diagnostik seit Erscheinen der 1. Auflage der **Ultraschallfibel** bedeuten einen merkbaren technischen Fortschritt mit neuen verbesserten Gerätegenerationen und eine erhebliche Zunahme an Erfahrungen bei der Anwendung der Methode in der ambulanten Praxis einerseits sowie neuer Anwendungsbereiche andererseits. Die 2. Auflage der **Ultraschallfibel Innere Medizin** ist wieder ein praxisnahes Kurzlehrbuch zur Einführung in die Ultraschalldiagnostik internis-tischer Erkrankungen. Zu jedem Organ werden die geeignete Untersuchungstechnik, normale und pathologische Befunde sowie differential-diagnostische Überlegungen vorgestellt und mit zahlreichen Abbildungen dokumentiert. Verein-fachte Skizzen der Befunde erleichtern dem Anfänger die Interpretation der Bilder. Durch den Wegfall der Gynäkologie und Geburtshilfe konnte das Bildmaterial in der Neuauflage stark erweitert werden. Zusätzliche Checklisten zu den einzelnen Organuntersuchungen und sche-matische Vorschläge für die Untersuchung in speziellen diagnostischen Situationen ermögli-chen ein schnelles Nachschlagen. Der praktische Wert der neuen Ultraschallfibel hat sich damit noch erhöht.

Springer-Verlag Berlin
Heidelberg New York London
Paris Tokyo Hong Kong

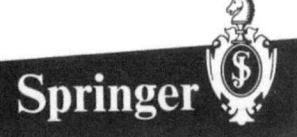

Springer

W. J. Mann

Ultraschall im Kopf-Hals-Bereich

Mit Beiträgen von T. Frank,
W. v. Kalckreuth, J. Pirschel, R.-P. Pohl,
G.-M. v. Reutern, H. Schmidt

Geleitwort von C. Beck

1984. XIII, 120 S., 142 Abb. Geb. DM 98,–
ISBN 3-540-12658-9

- Physikalische und theoretische
  Grundlagen
- Ultraschalldiagnostik der
  Nasennebenhöhlen
- Ultraschalldiagnostik in der
  HNO-ärztlichen Praxis
- Ultraschalldiagnostik der Parotis
- Ultraschalldiagnostik des Halses
- Ultraschalldiagnostik der Schilddrüse
- Ultraschalldiagnostik der Halsgefäße

Das ist das erste Buch, das sich mit der
breiten Anwendung der Ultraschalldiagnostik im Kopf-Hals-Bereich, insbesondere
der Nasennebenhöhlen, beschäftigt.

Springer-Verlag Berlin
Heidelberg New York London
Paris Tokyo Hong Kong

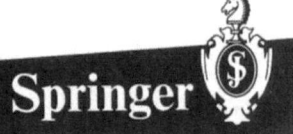

MIX
Papier aus verantwortungsvollen Quellen
Paper from responsible sources
FSC® C105338

If you have any concerns about our products,
you can contact us on
ProductSafety@springernature.com

In case Publisher is established outside the EU,
the EU authorized representative is:
Springer Nature Customer Service Center GmbH
Europaplatz 3, 69115 Heidelberg, Germany

Printed by Libri Plureos GmbH
in Hamburg, Germany